性病

མཚན་ནད།

拉萨市城关区疾病预防控制中心 编著

ལྷ་ས་གྲོང་ཁྱེར་ཁྲེང་ཀོན་ཆུས་ནད་རིགས་སྔོན་འགོག་ཚོད་འཛིན་ལྟེ་གནས་ཀྱིས་སྒྲིག་རྩོམ་བྱས།

西藏人民出版社

བོད་ལྗོངས་མི་དམངས་དཔེ་སྐྲུན་ཁང་།

民族文字出版专项资金资助项目

图书在版编目（CIP）数据

性病 ： 汉文、藏文 / 拉萨市城关区疾病预防控制中心编著. -- 拉萨 ： 西藏人民出版社， 2023.12
（常见传染病防治丛书）
ISBN 978-7-223-07567-1

Ⅰ. ①性… Ⅱ. ①拉… Ⅲ. ①性病－防治－汉、藏 Ⅳ. ① R759

中国国家版本馆 CIP 数据核字 (2023) 第 211235 号

性　病

编　　者	拉萨市城关区疾病预防控制中心
译　　者	丹　增
译　　审	诺尔吉 · 普琼杰
责任编辑	侃　照
封面设计	罗桑扎西
责任印制	拉姆曲珍
版式设计	尼玛扎西
出版发行	西藏人民出版社（拉萨市林廓北路 20 号）
印　　刷	拉萨市明鑫印刷有限公司
开　　本	850×1168　1/32
印　　张	4.125
字　　数	52 千
版　　次	2023 年 12 月第 1 版
印　　次	2023 年 12 月第 1 次印刷
印　　数	01-2,000
书　　号	ISBN 978-7-223-07567-1
定　　价	30.00 元

发行部联系电话（传真）：0891-6826115

常见传染病防治丛书

（性病编委会名单）

主　编

次仁旺拉　拉萨市城关区疾病预防控制中心

邓 海 云　成都市疾病预防控制中心

德吉卓玛　拉萨市城关区夺底小学

副主编

代　珍　成都市疾病预防控制中心

次 德 吉　拉萨市城关区疾病预防控制中心

琼 卓 玛　拉萨市城关区疾病预防控制中心

次仁卓玛　拉萨市城关区疾病预防控制中心

邱 钰 舒　成都市疾病预防控制中心

编委成员

（根据姓名首字音序排序）

赵 风 采　拉萨市人民医院

张 渝 婧　成都市中西医结合医院

泽　多　拉萨市堆龙德庆区人民医院

次仁旺姆　西藏自治区疾病预防控制中心

次仁彭措　拉萨市城关区疾病预防控制中心

才永昂藏　拉萨市城关区疾病预防控制中心

索朗多吉　拉萨市城关区疾病预防控制中心

斯朗措姆　拉萨市城关区疾病预防控制中心

宋 启 飞　西藏自治区疾病预防控制中心

རྒྱུན་མཐོང་གི་འགོས་ནད་འགོག་བཅོས་དཔེ་ཚོགས་ (མཚན་ནད) གྱི་རྩོམ་སྒྲིག་པའི་མཚན་ཐོ།

གཙོ་སྒྲིག་པ།

ཚེ་རིང་དབང་ལགས། ལྷ་ས་གྲོང་ཁྱེར་ཁྲིང་ཀོན་ཆུས་ནད་རིགས་སྔོན་འགོག་ཚོད་འཛིན་ལྟེ་གནས།

ཏིང་ཏའེ་ཡུན། ཁྲིང་ཏུའུ་གྲོང་ཁྱེར་ནད་རིགས་སྔོན་འགོག་ཚོད་འཛིན་ལྟེ་གནས།

བདེ་སྐྱིད་སྒྲོལ་མ། ལྷ་ས་གྲོང་ཁྱེར་ཁྲིང་ཀོན་ཆུས་དོག་སྡེ་སློབ་ཆུང་།

གཙོ་སྒྲིག་གཞོན་པ།

ཏའེ་ཀྲེན། ཁྲིང་ཏུའུ་གྲོང་ཁྱེར་ནད་རིགས་སྔོན་འགོག་ཚོད་འཛིན་ལྟེ་གནས།

ཚེ་བདེ་སྐྱིད། ལྷ་ས་གྲོང་ཁྱེར་ཁྲིང་ཀོན་ཆུས་ནད་རིགས་སྔོན་འགོག་ཚོད་འཛིན་ལྟེ་གནས།

ཆུང་སྒྲོལ་མ། ལྷ་ས་གྲོང་ཁྱེར་ཁྲིན་ཀོན་ཆུས་ནད་རིགས་སྔོན་འགོག་ཚོད་འཛིན་ལྟེ་གནས།

ཚེ་རིང་སྒྲོལ་མ། ལྷ་ས་གྲོང་ཁྱེར་ཁྲིན་ཀོན་ཆུས་ནད་རིགས་སྔོན་འགོག་ཚོད་འཛིན་ལྟེ་གནས།

ཚེའུ་ཡུས་ཧྲུའུ། ཁྲིན་ཏུའུ་གྲོང་ཁྱེར་ནད་རིགས་སྔོན་འགོག་ཚོད་འཛིན་ལྟེ་གནས།

རྩོམ་སྒྲིག་ཨུ་ཡོན།

(རྒྱ་ཡིག་སྒྲ་སྒྱུར་གྱི་སྔ་ཕྱིའི་གོ་རིམ་ལྟར་བསྒྲིགས)

སྨིན་པ་ཚེ་རིང་། ལྷ་ས་གྲོང་ཁྱེར་ཁྲིན་ཀོན་ཆུས་ནད་རིགས་སྔོན་འགོག་ཚོད་འཛིན་ལྟེ་གནས།

མིག་དམར་བུ་ཁྲིད། ལྷ་ས་གྲོང་ཁྱེར་ཁྲིན་ཀོན་ཆུས་ཏའེ་ས་སློབ་ཆུང་།

བདེ་ཆེན་སྒྲོལ་དཀར། ལྷ་ས་གྲོང་ཁྱེར་སྨན་སྦྱོར་མཉམ་འདྲེས་ལྟེ་གནས།

རྡོ་རྗེ་བཟང་པོ། ལྷ་ས་གྲོང་ཁྱེར་ཁྲིན་ཀོན་ཆུས་སློབ་ཆུང་གཉིས་པ།

བསྟན་འཛིན་ཆོས་སྒྲོན། ལྷ་ས་གྲོང་ཁྱེར་ཁྲིན་ཀོན་ཆུས་ནད་རིགས་སྔོན་འགོག་ཚོད་འཛིན་ལྟེ་གནས།

བསྟན་འཛིན་སྒྲོལ་དཀར། བོད་ལྗོངས་རླུང་འཕྲིན་བརྙན་འཕྲིན་ལས་ཁུངས།

ཧའེ་ཙུན་ཁྲུན། ལྷ་ས་གྲོང་ཁྱེར་ཁྲིང་ཀོན་ཆུས་ནད་རིགས་སྔོན་འགོག་ཚོད་འཛིན་ལྟེ་གནས།

ཧིང་ཝིན། ལྷ་ས་གྲོང་ཁྱེར་ཁྲིང་ཀོན་ཆུས་ནད་རིགས་སྔོན་འགོག་ཚོད་འཛིན་ལྟེ་གནས།

དོན་གྲུབ། ལྷ་ས་གྲོང་ཁྱེར་ནད་རིགས་སྔོན་འགོག་ཚོད་འཛིན་ལྟེ་གནས།

ཉི་མ་མཚམས་གཙོད། ལྷ་ས་གྲོང་ཁྱེར་ཁྲིང་ཀོན་ཆུས་ནད་རིགས་སྔོན་འགོག་ཚོད་འཛིན་ལྟེ་གནས།

ཀློ་བཟང་གྲགས་པ། ལྷ་ས་གྲོང་ཁྱེར་སྨན་སྦྱོར་མཉམ་འདྲེས་ལྟེ་གནས།

ལི་ཡ་ཙེ། བོད་རང་སྐྱོང་ལྗོངས་ནད་རིགས་སྔོན་འགོག་ཚོད་འཛིན་ལྟེ་གནས།

ཀོ་ཧྲེང་། བོད་རང་སྐྱོང་ལྗོངས་ནད་རིགས་སྔོན་འགོག་ཚོད་འཛིན་ལྟེ་གནས།

མཁའ་འགྲོ་སྒྲོལ་མ། ལྷ་ས་གྲོང་ཁྱེར་ཁྲིང་ཀོན་ཆུས་ནད་རིགས་སྔོན་འགོག་ཚོད་འཛིན་ལྟེ་གནས།

ཧོ་ཧྲུའེ་ཧྲིང་། བོད་རང་སྐྱོང་ལྗོངས་ནད་རིགས་སྔོན་འགོག་ཚོད་འཛིན་ལྟེ་གནས།

ཧྲུའུ་ཡུང་ཧྲུང་། བོད་རང་སྐྱོང་ལྗོངས་ནད་རིགས་སྔོན་འགོག་ཚོད་འཛིན་ལྟེ་གནས།

ཧའེ་ཧྲན། ལྷ་ས་གྲོང་ཁྱེར་ཁྲིང་ཀོན་ཆུས་ནད་རིགས་སྔོན་འགོག་ཚོད་འཛིན་

ལྟེ་གནས།

ཀྲའོ་ཧྲེང་ཚའི། ལྷ་ས་གྲོང་ཁྱེར་མི་དམངས་སྨན་ཁང་།

ཀྲང་ཡུས་ཅིང་། ཁྲིང་ཏུའུ་གྲོང་ཁྱེར་ཀྲུང་ལུགས་དང་ཕྱི་ལུགས་གསོ་རིག་ཟུང་འབྲེལ་སྨན་ཁང་།

ཚེ་རྡོར། ལྷ་ས་གྲོང་ཁྱེར་སྟོད་ལུང་བདེ་ཆེན་ཆུས་མི་དམངས་སྨན་ཁང་།

ཚེ་རིང་དབང་མོ། བོད་རང་སྐྱོང་ལྗོངས་ནད་རིགས་སྔོན་འགོག་ཚོད་འཛིན་ལྟེ་གནས།

ཚེ་རིང་ཕུན་ཚོགས། ལྷ་ས་གྲོང་ཁྱེར་ཁྲིང་ཀོན་ཆུས་ནད་རིགས་སྔོན་འགོག་ཚོད་འཛིན་ལྟེ་གནས།

ཚེ་གཡང་ནོར་འཛོམས། ལྷ་ས་གྲོང་ཁྱེར་ཁྲིང་ཀོན་ཆུས་ནད་རིགས་སྔོན་འགོག་ཚོད་འཛིན་ལྟེ་གནས།

བསོད་ནམས་རྡོ་རྗེ། ལྷ་ས་གྲོང་ཁྱེར་ཁྲིང་ཀོན་ཆུས་ནད་རིགས་སྔོན་འགོག་ཚོད་འཛིན་ལྟེ་གནས།

བསོད་ནམས་མཚོ་མོ། ལྷ་ས་གྲོང་ཁྱེར་ཁྲིང་ཀོན་ཆུས་ནད་རིགས་སྔོན་འགོག་ཚོད་འཛིན་ལྟེ་གནས།

ཤུང་ཆི་ཧྲི། བོད་རང་སྐྱོང་ལྗོངས་ནད་ཡམས་སྔོན་འགོག་ཚོད་འཛིན་ལྟེ་གནས།

总　序

人类历史长河中，传染病不仅严重危害着人类的健康和生命，还影响着人类文明进程，改写着人类历史。鼠疫，作为我国法定的甲类传染病之一，曾造成三次大爆发，引起沉重的社会经济负担；2019 年 12 月，新冠疫情爆发，至今仍威胁着人们的健康。这些事件警醒着我们：传染病是人类的永恒挑战，需要全人类共同努力积极应对，科学普及传染病防治知识，提高全民健康素养，以降低传统传染病和新发传染病带来的威胁。

在国内，医疗卫生资源相对匮乏的边疆少数民族地区，更应重视传染病防治知识的科学普及。让人欣慰的是，西藏自治区拉萨市城关区疾病预防控制中心，在了解藏族群众对传染病防治等方面健康知识存在迫切需求后，“急民之所急，解民之所忧”，积极筹划并编写了通俗易懂的汉藏双语版鼠疫、肺结核等常见传染病防治丛书。

我相信，通过国家的大力支持，西藏自治区拉萨市城关区疾病预防控制中心的共同努力，积极倡导公民是自身健康的第一责任人的理念，因地制宜地开展健康知识讲座、科普教育活动，广大藏族群众的健康意识和健康素养水平将一定会不断提升。

中国疾病预防控制中心病媒生物首席专家刘起勇

2023 年 01 月 21 日

སྔོན་འགྲོ་བརྗོད།

མིའི་རིགས་ཀྱི་ལོ་རྒྱུས་འཕེལ་རིམ་ཁྲོད་འགོས་ནད་ཀྱིས་མིའི་རིགས་ཀྱི་བདེ་ཐང་དང་ཚེ་སྲོག་ལ་གནོད་འཚེ་ཚབས་ཆེན་བཟོས་པ་དང་མིའི་རིགས་ཀྱི་ཤེས་དཔལ་འཕེལ་རིམ་ལ་ཤུགས་རྐྱེན་ཐེབས་པ་མ་ཟད། མིའི་རིགས་ཀྱི་ལོ་རྒྱུས་ལ་ཡང་ཁ་ལོ་བསྒྱུར་ཡོད། བྱེ་རིམས་ནི་རང་རྒྱལ་གྱི་ཁྲིམས་བཀོད་རིགས་ཀ་པའི་འགོས་ནད་རིགས་ཤིག་ཡིན་པ་དང་དེ་སྔོན་འཛམ་གླིང་དུ་དར་ཁྱབ་ཆེན་པོ་ཐེངས་གསུམ་ཙམ་བྱུང་ནས་སྤྱི་ཚོགས་དཔལ་འབྱོར་ལ་ཁྱུར་པོ་ཆེན་པོ་བཟོས་ཡོད། 2019ལོའི་ཟླ་12པར་ཧྲག་གསར་རིམས་ནད་གློ་ཚུར་དུ་ཐོན་རྗེས་ད་ལྟའི་ཆར་ཡང་མི་དམངས་ཀྱི་བདེ་ཐང་ལ་གནོད་འཚེ་གཏོང་བཞིན་ཡོད། གནས་ཚུལ་དེ་དག་གིས་ངེད་ཚོར་འགོས་ནད་ནི་མིའི་རིགས་ཀྱི་གཏན་གྱི་འགྲན་སློང་ཞིག་དང་། མིའི་རིགས་ཡོངས་ཀྱི་ཐུན་མོང་གི་འབད་བརྩོན་ལ་བརྟེན་ནས་བརྩོན་སེམས་ཆེན་པོས་ཁ་གཏད་གཅོག་དགོས་པ། འགོས་ནད་འགོག་བཅོས་ཀྱི་བདེ་ཐང་ཤེས་བྱ་ཚན་རིག་དང་མཐུན་པའི་སྒོ་ནས་ཁྱབ་གདལ་གཏོང་དགོས་པ། དམངས་ཡོངས་ཀྱི་བདེ་ཐང་བྱུང་ཚད་གོང་མཐོར་བཏང་ནས་འགོས་ནད་

སྙིང་པ་དང་གསར་པའི་རིགས་ཀྱིས་སྤྲད་པའི་ཉེན་ཁ་ཆུང་དུ་གཏོང་དགོས་པའི་ཉེན་བརྡ་གཏོང་བཞིན་ཡོད།

རང་རྒྱལ་གྱི་སྨན་བཅོས་འཕྲོད་བསྟེན་ཐོན་ཁུངས་ལྟོས་བཅས་ཀྱིས་དཀོན་པའི་གྲངས་ཉུང་མི་རིགས་ས་ཁུལ་དུ་འགོས་ནད་འགོག་བཅོས་ཀྱི་བདེ་ཐང་ཤེས་བྱ་ཚན་རིག་དང་ལྡན་པའི་སྒོ་ནས་ཁྱབ་གདལ་གཏོང་བར་དེ་བས་མཐོང་ཆེན་བྱེད་དགོས། དགའ་འོས་པ་ཞིག་ལ་བདག་གིས་བོད་རང་སྐྱོང་ལྗོངས་ལྷ་ས་གྲོང་ཁྱེར་ཁྲིང་ཀོན་ཆུས་ནད་རིགས་སྔོན་འགོག་ཚོད་འཛིན་ལྟེ་གནས་ཀྱིས་བོད་རིགས་མང་ཚོགས་ཚོའི་འགོས་ནད་འགོག་བཅོས་སོགས་བདེ་ཐང་ཤེས་བྱའི་ཐད་ལ་ཤེས་འདོད་ཀྱི་འདུན་པ་སྐོམ་པ་ཆུ་འདོད་དུ་ཡོད་པ་ཤེས་རྟོགས་བྱུང་བ་དང་། དམངས་ཀྱི་དོན་དུ་སེམས་ཁྲལ་བྱེད་པ་དང་དམངས་ཀྱི་སེམས་ཁྲལ་སེལ་རྒྱུ་སེམས་སུ་བཅངས་ནས་ད་རེས་རྒྱུན་མཐོང་གི་འགོས་ནད་འགོག་བཅོས་དཔེ་ཚོགས་ཞེས་པ་རྒྱ་བོད་ཡི་གེ་གཉིས་ཀྱི་ལམ་ནས་གོ་བདེ་མོར་རྩོམ་སྒྲིག་ཞུས་འདུག

རྒྱལ་ཁབ་ཀྱིས་ཤུགས་ཆེན་རྒྱབ་སྐྱོར་དང་། ས་གནས་དེ་གའི་སྨན་བཅོས་འཕྲོད་བསྟེན་ཛ་འཛུགས་དང་ཆེད་ལས་མི་སྣའི་ཐུན་མོང་གི་འབད་བརྩོན་ལ་བརྟེན་ནས་སྤྱི་དམངས་ནི་རང་ཉིད་ཀྱི་འགན་འཁྲི་བ་དང་པོ་ཡིན་པའི་འདུ་ཤེས་རུར་བརྩོན་ཆེན་པོས་དར་སྤེལ་གཏོང་བ་དང་། ཡུལ་བབ་དང་བསྟུན་པའི་བདེ་ཐང་སློབ་གསོ་དང་བདེ་ཐང་སྐུལ་སྤེལ་བྱེད་སྒོ་སྤེལ་བ་བཅས་བྱས་པ་བརྒྱུད་བོད་

ལྗོངས་ཁུལ་གྱི་རྒྱ་ཆེའི་མང་ཚོགས་ཀྱི་བདེ་ཐང་འདུ་ཤེས་དང་བདེ་ཐང་བྱང་ཚོད་ཟམ་མི་ཆད་པར་མཐོ་རུ་འགྲོ་རྒྱུ་ཡིན་པ་བདག་ལ་ཡིད་ཆེས་བརྟན་པོ་ཡོད་དོ།།

ཀྲུང་གོའི་ནད་རིགས་སྔོན་འགོག་ཚོད་འཛིན་ལྟེ་གནས་ཀྱི་ནད་འདྲིན་སྐྱི་དཔོན་དབུ་བཞུགས་ཆེད་ལས་མཁས་པ་ལིའུ་ཆི་ཡུང་གིས།

2023ལོའི་ཟླ་1ཚེས་21ཉིན།

目录

དཀར་ཆག

第一章　性病概论

一、定义

性传播疾病（sexually transmitted diseases,STDs）指主要通过性接触、类似性行为及间接接触传播的一组传染性疾病,不仅可在泌尿生殖器官发生病变,还可侵犯泌尿生殖器官所属的淋巴结甚至通过血行播散侵犯全身各重要组织和器官。STDs严重危害患者身心健康，可导致不育症、生殖器畸形或缺损、毁容及特征性后遗症，已成为世界性严重社会问题和公共卫生问题，被认为是当今危害人群健康的重要疾病之一。

近年来,性传播疾病的涵盖范围已扩展至包括数十种致病微生物感染所致的疾病，其中我国规定的性病监测病种包括淋病、梅毒、尖锐湿疣、生殖道衣原体感染、生殖器疱疹、软下疳、艾滋病等几种疾病。除艾滋病外，我国目前重点防治的性病主要有梅毒、淋病、尖锐湿疣、生殖器疱疹和生殖道沙眼衣原体感染 5 种性病，其中梅毒和淋病为我国法定乙类传染病。

二、流行现状

1949年以前，性病曾广泛流行。新中国成立后，政府对性病采取了综合防治措施，在20世纪60年代基本消灭了性病。上世纪70年代末，性病在我国重新出现并迅速蔓延。1977年至1988年短短10余年间，全国各省均有了性病病例的报告。2021年，梅毒和淋病的发病人数分别占乙类传染病报告发病人数的第3位和第4位。西藏自治区2010-2019年共报告梅毒、淋病、生殖道沙眼衣原体感染、尖锐湿疣和生殖器疱疹等5种性病共10730例，其中梅毒9216例，占85.89%。

三、性病的传播途径

性病主要通过性接触传播，血液、母婴和间接接触等也可以造成传播感染。

(1) 性接触传播：是最主要的传播途径，异性或同性性行为是主要的传播方式，口交、肛交等也可以导致感染。

(2) 母婴传播：孕妇感染性病后，可以通过产道或与患儿亲密接触感染新生儿。

(3) 血液传播：输入被性病病原体污染的血液，或与他人共用被性病病原体污染的注射器吸毒等情况都有可能感染性病。

(4) 间接接触传播：少数患者可能通过非性接触传染而发病，如接触被污染的衣物、共用物品等。

四、性病的防治

近年来，性病在我国不断蔓延，已成为较严重的公共卫生问题。性病对人体健康的损害是多方面的。感染性病后如不能及时发现和规范治疗，不仅可损害生殖器官导致不孕不育，也可传给胎儿或新生儿，有些性病还可造成人体多个器官损害，导致残疾甚至死亡。同时，性病在有高危性行为的人群中高发，将极大地增加这些人群感染和传播艾滋病病毒的风险。

（一）性病防治的目标。

⑴阻断或减少性病的传播；⑵防止性病及其并发症、后遗症的发生发展；⑶降低 HIV 感染的风险。

（二）性病的防治策略。

⑴加强法律法规制定，确保性病防治政治环境；

⑵广泛开展宣传教育，普及性病防治知识；

⑶推广安全套的使用，有效控制经性传播；

⑷开展性病的主动筛查和早期发现；

⑸提供性病的规范医疗服务，加强性病患者的转介治疗；

⑹建立健全性病监测网络；

⑺加强国际合作和应用性研究。

第二章　梅毒

一、病原学

梅毒（syphilis）是由苍白螺旋体（又名梅毒螺旋体）引起的一种慢性、全身性的性传播疾病，可引起神经、心血管等多系统损害，甚至危及生命。苍白螺旋体小而纤细，呈螺旋状。透明且不易被染色，因此在暗视野显微镜下才能观察到。在自然情况下，人是它的唯一宿主，离开人体后不易生存，干燥环境 1 ～ 2 小时即死亡，41℃可存活数小时；耐低温，-78℃可存活数年。一般的消毒剂很容易将它杀死。梅毒患者是唯一传染源，未经治疗的病人在感染后 1-2 年内传染性强，随着病期延长，传染性越来越小。

二、流行病学

梅毒在全世界流行，据 WHO 估计，全球每年约有 1200 万新发病例，主要集中在南亚、东南亚和次撒哈拉非洲。近年来梅毒在我国增长迅速，已成为报告病例数最多的性病。所报告的梅毒病例中，隐性梅毒占多数，一、二期梅毒也较为常见，先天梅毒报告仍有一定数量。

梅毒患者的皮肤、黏膜中含梅毒螺旋体，未患病者在与梅毒患者的性接触中，皮肤或黏膜若有细微破损则可得病。极少数可通过输血传染。后天获得性梅毒的早期梅毒病人是传染源，95%以上是通过危险的或无保护的性行为传染，少数通过输血、污染的衣物等传染。胎传梅毒由患梅毒的孕妇传染，处于一、二期和早期隐性梅毒的孕妇，传染给胎儿的概率更高。

梅毒在男男性行为者、暗娼及其嫖客等高危人群中更加容易传播，有研究表明，我国男男性行为者的梅毒感染率为 11.2%，而在经济发达地区的感染率（15.1%）明显高于欠发达地区（8.6%）。暗娼人群梅毒感染率为 5.2%，但是在不同类型场所提供性服务的女性人群其梅毒感染率有所不同。

三、梅毒的主要传播途径

1、性接触。性接触是梅毒的主要传播途径，占 95% 以上。早期梅毒的传染性最强。随着病期的延长传染性越来越小，一般认为感染后 4 年以上，通过性接触的传染性十分微弱。

2、母婴传播。患有梅毒的孕妇可通过胎盘传染给胎儿，引起胎儿宫内感染，可导致流产、早产、死胎或分娩胎传梅毒儿。一般认为孕妇梅毒病期越早，胎儿感染梅毒的概率越大。孕妇即使患有无症状的隐性梅毒仍具有传染性。

3、血液传播。输入被梅毒螺旋体污染的血液，或与他人共用被梅毒螺旋体污染的注射器吸毒等情况都有可能感染梅毒。

少数患者可能通过未经规范消毒操作的医源性途径和接触受污染的用具等间接接触而感染。

四、梅毒的检测

根据检测方式的不同，梅毒检测主要分为三大类：

1、梅毒螺旋体形态学检查，常见的检测方法为梅毒螺旋体暗视野显微镜检查和梅毒螺旋体镀银染色检查。

2、梅毒螺旋体的核酸检测，即梅毒螺旋体核酸扩增试验。

3、梅毒血清学检测。当人体感染梅毒螺旋体后 4 周～ 10 周，血清中可产生非特异性抗体（反应素）和抗梅毒螺旋体抗原的特异性抗体，这些抗体均可用免疫学方法进行检测。根据检测所用抗原不同，梅毒血清学试验分为两大类：一类为非梅毒螺旋体血清学试验（又称梅毒非特异性抗体试验），主要包括 VDRL、RPR、TRUST 等；另一类为梅毒螺旋体血清学试验（又称梅毒特异性抗体试验），包括 TPPA、FTA-ABS、ELISA、CLIA、RT 等。

两类梅毒血清学试验比较见下表：

分类	梅毒螺旋体血清学试验	非梅毒螺旋体血清学试验
临床意义	如果阳性，表明有过梅毒感染，但无法识别过去感染，还是活动性感染。	评估梅毒活动性损害状况。
	如果阴性，表明无梅毒感染；或处于窗口期，1-3 个月后再次采血检测。	滴度高，表明损害更大；滴度低并不表明没有感染梅毒。
	即使梅毒治愈后，也呈阳性，通常终身不阴转。对于后天梅毒，其滴度与病情活动关系不大，不用于评估治疗效果。	检测滴度评估治疗效果，治愈后血清可转阴。但也可出现血清固定，呈现低滴度不转阴。
	目前临床上一般将 TPPA 作为金标准。	可发生生物学假阳性反应（如自身免疫性疾病、肿瘤等，但滴度低）。

问：哪些人需要做梅毒检测？可以在哪里进行检测？

发生了无保护性交、怀疑自己的性伴感染梅毒或性伴确诊为梅毒，以及接触过可疑血液或与他人共用过注射器者，或有卖淫嫖娼、多性伴、男男性行为者等，应尽早到正规医疗机构进行梅毒检测，大多数县区级及以上公立医疗机构都可提供梅毒检测。艾滋病自愿咨询检测门诊（VCT）也可提供梅毒和艾滋病的免费咨询和检测。

五、梅毒分期与临床表现

㈠ 梅毒诊断的分期与分类。

1、诊断分期。梅毒在临床上可分两大类，一类是后天获得性梅毒，包含病程小于2年的早期梅毒（一期梅毒、二期梅毒、早期隐性梅毒）和病程大于2年的晚期梅毒（三期皮肤、粘膜和骨骼梅毒；心血管梅毒；神经梅毒；晚期隐性梅毒）。另一类是胎传梅毒（先天梅毒），分为早期胎传梅毒（一般在2岁以内发病）；晚期胎传梅毒（一般在2岁以后发病），包括皮肤、粘膜、骨骼梅毒；心血管梅毒和神经梅毒。不同感染时期会出现不同的临床表现，也可以无症状。

2、诊断分类。在梅毒病例诊断中，主要依据病例的流行病学史、临床表现和梅毒检测结果等诊断。诊断分类为疑似病例或确诊病例。

㈡ 一期梅毒。

1、流行病学史。多数有不安全性行为，或性伴感染史，或多性伴史。

2、临床表现。

（1）硬下疳（最典型症状）：潜伏期2周～4周（平均3周），多见于外生殖器等性接触部位。起初表现为小丘疹，逐渐发展为直径约1cm ～ 2cm的圆形或椭圆形潜在性溃疡，界限清楚、边缘略隆起，溃疡面清洁；一般为单发；触诊浸润明显，呈软骨样硬度；无明显疼痛或触痛。硬下疳也可不典型，或可因为继发细菌感染，表现为自觉疼痛、多个溃疡、深或大的溃疡、溃疡面有脓性渗出物、触之不硬等。

（2）腹股沟或患病部位周围淋巴结肿大：可为单侧或双侧，无痛，相互孤立而不粘连，质硬，不化脓破溃，其表面皮肤无发红、发热表现。

㈢二期梅毒。

1、流行病学史。多数有不安全性行为，或性伴感染史，或多性伴史；或有输血史（供血者为早期梅毒患者）。可有一期梅毒史，病期在2年以内。

2、临床表现。

⑴皮损：呈多形性，可模拟各种皮肤病皮损，包括斑疹、斑丘疹、丘疹、丘疹鳞屑疹及脓疱疹等，常泛发对称；掌跖部易见暗红斑及脱屑性斑丘疹；外阴及肛周可见湿丘疹及扁平湿疣；皮损一般无自觉症状，也可有瘙痒；口腔可发生黏膜斑；可发生虫蚀样脱发。二期复发梅毒，皮损数目较少，形态奇异，常呈环状、弓形或弧形。

⑵全身浅表淋巴结可肿大。触诊淋巴结分立不粘连、无压痛、较坚实。

⑶可出现梅毒性骨关节损害、眼损害、神经系统受累等。

㈣ 三期梅毒。

1、流行病学史。多数有不安全性行为史，或性伴感染史，或多性伴史。可有一期或二期梅毒史，病期 2 年以上。

2、临床表现。

⑴三期皮肤黏膜梅毒：最常见表现是树胶样肿。皮肤黏膜损害表现为头面部及四肢伸侧的结节性梅毒疹，大关节附近的近关节结节，皮肤、口腔、舌咽树胶肿，上腭及鼻中隔黏膜树胶肿可导致上腭及鼻中隔穿孔和马鞍鼻。

⑵骨梅毒：以骨膜炎为多见，其次是骨髓炎和骨炎等。

⑶内脏梅毒：受累脏器包括肝、食道、胃、喉、睾丸及造血系统等。

⑷眼梅毒：眼树胶肿是此期特有病变，可发生虹膜睫状体炎、视网膜炎及间质性角膜炎等，可致失明。

⑸神经梅毒：可发生脑脊膜神经梅毒（出现头痛、呕吐、颈项强直等）、脑膜血管梅毒（出现闭塞性脑血管综合征表现如偏瘫、失语、癫痫性发作）等。也可为无症状性神经梅毒：无任何神经症状和体征，梅毒血清学实验阳性，脑脊液异常发现（常常需要做脑脊液的梅毒检测）。

⑹心血管梅毒：梅毒累及心血管系统一般需要15-30年的潜伏期。可导致单纯性主动脉炎、主动脉瓣闭锁不全、主动脉瘤等。

㈤ 隐性梅毒。

1、流行病学史。

⑴多数有不安全性行为史，或性伴感染史，或多性伴史。

⑵早期隐性梅毒。在近2年内有以下情形：a) 有明确的不安全性行为史，而2年前无不安全性行为史；b) 有过符合一期或二期梅毒的临床表现，但当时未得到诊断和治疗者；c) 性伴有明确的梅毒感染史。

⑶晚期隐性梅毒。感染时间在 2 年以上。无法判断感染时间者亦视为晚期隐性梅毒。

⑷既往无明确的梅毒诊断或治疗史。

2、临床表现。无任何梅毒性的临床表现。

㈥ 胎传梅毒（先天梅毒）。

1、流行病学史。生母为梅毒患者。

2、临床表现。

（1）早期胎传梅毒：2 岁以内发病，典型临床症状是消瘦性梅毒 (如恶病质) 和类似于获得性二期梅毒。皮损常为水疱、大疱、红斑、丘疹、扁平湿疣；口周及肛周形成皲裂，愈后遗留放射状瘢痕；梅毒性鼻炎及喉炎；骨髓炎、骨软骨炎及骨膜炎；可有全身淋巴结肿大、肝脾肿大、贫血等。

（2）晚期胎传梅毒：2 岁以后发病，大约 80% 是由早期先天梅毒未被发现发展而来，类似于获得性三期梅毒。出现炎症性损害（间质性角膜炎、神经性耳聋、鼻或腭树胶肿等）或畸形损害（前额圆凸、马鞍鼻、口腔周围皮肤放射状裂纹等）。

（3）隐性胎传梅毒：即胎传梅毒未经治疗，无临床症状，梅毒血清学试验阳性，脑脊液检查正常，年龄＜ 2 岁者为早期隐性胎传梅毒，＞2 岁者为晚期隐性胎传梅毒。

问：梅毒对胎儿有哪些影响？如何预防梅毒的母婴传播呢？

感染梅毒的孕妇可将梅毒传染给胎儿，引起流产、早产、死产和先天梅毒，先天梅毒患儿可出现皮肤黏膜、眼、骨和神经系统的损害，严重危害下一代健康。

提倡婚前、产前检查梅毒，孕妇尽早发现梅毒感染并及时治疗，可预防胎儿先天梅毒的发生。孕妇应在妊娠早期 3 个月内接受梅毒筛查，及时发现感染者；患梅毒的孕妇应及时接受规范的治疗和围产期指导，以预防新生儿先天梅毒；感染梅毒的产妇应在医生指导下选择适宜的喂养婴儿的方式。

六、治疗

1. 治疗原则。强调早诊断，早治疗，疗程规则，剂量足够。治疗后定期进行临床和实验室随访。性伙伴要同查同治。早期梅毒经彻底治疗可临床痊愈，消除传染性。晚期梅毒治疗可消除组织内炎症，但已破坏的组织难以修复。

青霉素，如水剂青霉素、普鲁卡因青霉素、苄星青霉素等为不同分期梅毒的首选药物。对青霉素过敏者可选多西环素、红霉素等。梅毒治疗后，第一年内应每 3 月复查血清一次，以后每 6 个月一次，共 3 年。神经梅毒和心血管梅毒应随访终生。

2. 早期梅毒（包括一期、二期梅毒及早期隐性梅毒）。

（1）青霉素疗法。苄星青霉素 G（长效西林），分两侧臀部肌注，每周 1 次，共 2-3 次。普鲁卡因青霉素 G，肌注，连续 10 ～ 15 天，总量 800 万 u ～ 1200 万 u。

（2）对青霉素过敏者。盐酸四环素，口服，连服 15 天。强力霉素，连服 15 天。

3. 晚期梅毒（包括三期皮肤、黏膜、骨骼梅毒、晚期隐性梅毒）及二期复发梅毒。

（1）青霉素。苄星青霉素 G，1 次 / 周，肌注，共 3 次。普鲁卡因青霉素 G，肌注，连续 20 天。可间隔 2 周后重复治疗 1 次。

（2）对青霉素过敏者。盐酸四环素，口服，连服 30 天。强力霉素，连服 30 天。

4. 神经梅毒。

应住院治疗，为避免治疗中产生吉海氏反应，在注射青霉素前一天口服强的松，1 次 / 日，连续 3 天。

（1）水剂青霉素 G 静脉点滴，连续 14 天；（2）普鲁卡因青霉素 G 肌肉注射，同时口服丙磺舒，共 10 ～ 14 天。

上述治疗后，再接用苄星青霉素 G，1 次 / 周，肌注，连续 3 周。

5. 妊娠期梅毒。

按相应病期的梅毒治疗方案给予治疗，在妊娠最初 3 个月内，应用一个疗程；妊娠末 3 个月应用一个疗程。对青霉素过敏者，用红霉素治疗，早期梅毒连服 15 天，二期复发及晚期梅毒连服 30 天。其所生婴儿应用青霉素补治。

6. 胎传梅毒（先天梅毒）。

早期先天梅毒（2 岁以内）脑脊液异常者：水剂青霉素 G 或普鲁卡因青霉素 G 治疗，具体剂量遵医嘱。脑脊液正常者：苄星青霉素 G，一次注射（分两侧臀肌）。如无条件检查脑脊液者，可按脑脊液异常者治疗。

7. 孕妇的梅毒治疗。

（1）有梅毒病史的已婚妇女在孕前一定进行梅毒检查。有过不洁性生活或者曾感染过梅毒的女性在打算受孕前，最好去正规医院做全面梅毒检测。对于那些梅毒治疗完成、梅毒症状不明显的已婚女性也要在确定梅毒治愈后，才能受孕。

（2）妊娠期的梅毒检查和治疗：在妊娠初3个月及末均应作梅毒血清学检查。如发现感染梅毒应正规治疗，以减少发生胎传梅毒的机会。

8. 梅毒治疗中饮食注意事项。

患梅毒后的饮食调养与其他感染性疾病一样，均要吃新鲜富含维生素的蔬菜、水果，少吃油腻的饮食，忌食辛辣刺激食物，戒烟、酒，适当多饮水，有利于体内毒素的排除。

七、预后

梅毒经过全程规范治疗后，如何判断是否痊愈，通常是用梅毒血清学的检测来加以判断，各大医院比较常用的是RPR（快速血浆反应素环状卡片试验）和TRUST（甲苯胺红不加热血清学试验）。RPR和TRUST是非梅毒螺旋体血清学试验，常用于疗效的判断。

需要注意的是，梅毒螺旋体血清学实验，如梅毒螺旋体颗粒凝集试验（TPPA），是检测血清中特异性梅毒螺旋体抗体，有较高的敏感性和特异性。检测一旦阳性，无论治疗与否或疾病是否活动，通常终生保持阳性不变，其滴度变化与梅毒是否活动无关，故不能作为评价疗效或判定复发与再感染的指标，只能够作为梅毒的确诊试验。

凡确诊为梅毒者，治疗前最好做 RPR 定量试验。两次定量试验滴度变化相差 2 个稀释度以上时（如从 1:32 降至 1:8），才可判定滴度下降。梅毒患者在经过正规治疗以后，每三个月复查一次 RPR，半年后每半年复查一次 RPR，随访 2 ～ 3 年，观察比较当前与前几次的 RPR 滴度变化的情况。在治疗后 3 ～ 6 个月，滴度有 4 倍以上的下降，说明治疗有效。滴度可持续下降乃至转为阴性。如果连续三次到四次检测的结果都是阴性，则可以认为该患者的梅毒已临床治愈。

梅毒患者经治疗后，其血清反应一般有 3 种变化的可能：

1. 血清阴转。

2. 血清滴度降低不阴转，或血清抵抗。

3. 转阴后又变为阳性，或持续下降过程中又有上升，表明有复发或再感染。

各期梅毒接受不同药物的治疗，血清反应阴转率可有差别。一、二期梅毒接受任何抗梅药物治疗，血清阴转率皆高，通常在

1～2年内可达70%～95%不等。当一期梅毒正规抗梅治疗后12个月，二期梅毒24个月后，血清反应仍然维持阳性，在临床上称之为血清抵抗或血清固定，发生原因可能与体内仍有潜在的活动性病变、患者免疫力下降、治疗剂量不足或有耐药等因素有关，也有查不到原因。对这类患者，如果没有特殊异常发现，可以定期随访观察，不要盲目给予抗生素过度治疗。根据医疗需要，可以进行脑脊液检查、艾滋病检查在内的全面体检，以发现可能存在的原因并给予相应的处理。

八、预防

首先应加强健康教育和宣传，避免不安全的性行为，其次应采取以下预防措施和注意事项。

1、控制传染源。

⑴梅毒患者是梅毒的传染源，特别是隐性梅毒患者，早发现、早诊断、早治疗梅毒患者是控制梅毒传播的有效手段。

(2) 早期梅毒可以治愈，治疗越早，效果越好。梅毒患者应该到正规医疗机构进行诊治，不可自己到药店购药或到没有梅毒诊治资质的私人诊所治疗。更要避免听信路边小广告，前往非法诊所治疗。

⑶ 接受治疗的梅毒患者应遵照医嘱完成治疗，自行停药、随意增减药物都会带来不良后果。治疗后应该随访 2 ～ 3 年；第一年每 3 个月复查一次，以后每半年复查一次，以观察治疗的效果。同时，梅毒患者的配偶或性伴也应到医院进行梅毒的检测或治疗。

（4）追踪病人的性伴，查找病人所有性接触者，进行预防检查，追踪观察并进行必要的治疗，未治愈前禁止发生性行为。梅毒患者的所有性伴都应通知，进行相应的检测和治疗。

（5）性伴通知。对于一期梅毒病人，应通知其近 3 个月内的性伴；二期梅毒病人，则应通知其近 6 个月内的性伴；早期隐性梅毒病人，应通知其近 1 年的性伴；晚期隐性梅毒或三期梅毒病人，需要通知其过去数年的所有性伴；先天梅毒病人，应对其生母及后者的性伴进行检查。梅毒患者通知配偶或性伴及时到医院接受检查，是对自己和他人健康负责的行为。如果性伴的梅毒血清学检查阳性，应立即在临床医务人员的指导下开展抗梅毒治疗。如果为阴性，推荐在 4 周后每月复查，连续 3 次。早期梅毒的传染性较强，因此，在 3 个月内有过性接触者，无论血清学检查结果如何，都应考虑进行预防性治疗。

（6）提倡婚前、产前检查梅毒。孕妇应在妊娠早期（3 个月内）接受梅毒筛查，及时发现感染者；患梅毒的孕妇应及时接受规范的治疗和围产期指导，以预防新生儿先天梅毒；感染梅毒的产妇应在医生指导下选择适宜的喂养婴儿的方式。

2、切断传播途径。

要阻断梅毒的传播，一方面要遵守性道德、保持单一性伴侣、避免非婚性行为，可以有效预防梅毒的传播。另一方面，应持续、广泛而深入地开展宣传教育，普及梅毒的防治知识，每个人都应该了解和掌握预防梅毒的基本知识，科学认识梅毒，坚持使用安全套，避免不安全性行为，从而保护个人健康和家庭幸福。性交后冲洗生殖器、排尿、口服药物等方法都不能预防梅毒。

3、保护易感人群。

需加强大众人群的相关宣传教育，保持健康的生活方式，不发生高危性行为，可以有效避免感染。

相关问答

问：梅毒的注意事项有哪些：

1. 对患梅毒的孕妇，应及时给予有效治疗，以防止将梅毒感染给胎儿。未婚的梅毒感染者，最好治愈后再结婚。

2. 如需献血，要去正规采血点，在献血前需做全面的血液检查，预防感染。

3. 梅毒患者应注意劳逸结合，进行必要的功能锻炼，保持良好的心态，以利康复。

4. 注意生活细节，防止传染他人。早期梅毒患者有较强的传染性，晚期梅毒虽然传染性逐渐减小，但也要小心进行防护。自己的内裤、毛巾及时单独清洗，煮沸消毒，不与他人同盆而浴。

5. 梅毒患者在未治愈前应禁止性行为，如有发生则必须使用安全套。

问：梅毒能治愈吗？如果能治愈，治愈后会再感染梅毒吗？

早期梅毒经彻底治疗可临床痊愈，消除传染性。晚期梅毒治疗可消除组织内炎症，但已破坏的组织难以修复。人体对梅毒没有终生免疫能力，即使梅毒已治愈也可能再次感染。因此，应洁身自好，避免不安全性行为，预防再次感染梅毒。

问：感染梅毒后，若不及时治疗，有哪些危害？

梅毒的早期症状是生殖器部位或其他性接触部位的皮肤黏膜出现溃疡或者皮疹，不痛不痒，容易被忽视，若不及时治疗，病情仍会继续发展，最后发展为晚期梅毒，造成多器官损害，如内脏损害可累及大脑、心血管、骨骼、眼睛等多脏器，严重者可致残或致死。

问：梅毒病人为什么容易感染艾滋病？

首先，从病原体生物学的角度来看，梅毒螺旋体的感染和发病为艾滋病病毒进入机体创造了合适的条件。艾滋病病毒要进入人体，需要一定的条件。病毒要经过破损的皮肤和粘膜，甚至肉眼不容易察觉的细微损伤部位进入人体，并吸附到局部的靶细胞中，在靶细胞中大量复制和繁殖，进而播散至全身各个器官和系统。在人体中，艾滋病病毒攻击的靶细胞主要是 CD4 阳性的 T 淋巴细胞。由于梅毒螺旋体感染的存在，其感染局部也会出现明显的炎症反应和免疫反应，CD4 阳性细胞在泌尿生殖道炎症局部的聚集也增加。梅毒可以造成生殖器溃疡，使泌尿生殖道局部的破损和炎症反应更加明显。在这种情况下，一旦与艾滋病感染者有性接触，艾滋病病毒就容易穿过损伤的皮肤和黏膜进入人体，吸附并进入 CD4 阳性靶细胞中，从而发生艾滋病感染。因此，性病增加了机体对艾滋病的易感性，即使得艾滋病阴性的人更容易感染艾滋病。同时，对于一个已经感染艾滋病的人来说，由于梅毒的存在所造成的局部损伤和炎症，可促使其泌尿生殖道中艾滋病病毒的释放增加，从而增强了艾滋病的传染性，即使得艾滋病感染者更容易将艾滋病传染给其他人。

其次，从行为学的角度来看，性行为混乱或不安全性行为增加了机体感染艾滋病病毒的机会。在梅毒、艾滋病病人和卖淫嫖娼、吸毒人员、男男性行为人群等高危人群中，普遍存在多性伴、婚外情、一夜情、不使用安全套等现象，这些不安全性行为增加了艾滋病病毒感染的机会。一旦这些人群中有人感染了艾滋病，就很可能将其传染给性伴，造成艾滋病的传播和蔓延。目前，在我国，艾滋病主要通过性接触传播，性行为转变和安全套促进已经成为控制艾滋病的最有效和最可行的措施。

第三章 淋 病

一、病原学

淋病（gonorrhea）是由淋病奈瑟菌（简称淋球菌）引起的一种经典的性传播疾病，主要表现为泌尿生殖道黏膜的化脓性感染。淋球菌感染广义上还包括眼、咽、直肠、盆腔和播散性淋球菌感染。主要传播途径是经性传播，可通过物品间接传播，新生儿可以经患淋病的母亲产道在分娩过程中感染淋球菌。

淋球菌约 0.6-0.8 微米大小，呈肾形或豆形，常成对排列，革兰氏染色阴性。淋球菌适宜在潮湿、温度为 35℃、含 2.5%-5% 二氧化碳的环境中生长，而在 50℃的环境中 5 分钟即可死亡。一般消毒剂均可有效杀死淋球菌。

二、流行病学

我国淋病的病例报告明显受到实验室检测条件与方法、临床诊断及抱病行为等诸多因素的影响。20 世纪 90 年代发病率达到了高峰，仅 1995 年，淋病患者就超过了 20 万，1996 年，全国淋病发病率为 17.26/10 万，随着防治工作的深入，近年全国淋病发病率正在逐渐下降，但是部分省（自治区、市）呈现上升趋势。各年龄段人群均易感染淋球菌，但是青中年人群是淋病集中发病的人群，从报告病例数分析，25-35 岁年龄段淋病的发病数量相较于其他年龄段更多，0-10 岁年龄段发病数量处于较低水平，但是在 15-20 岁年龄段淋病发病率增长速度较快，远超过其他年龄段增长率。

三、临床表现

多发于性活跃的青、中年。男性主要表现为尿道炎，女性主要表现为尿道炎、宫颈炎。

⑴男性急性淋病：早期出现尿频、尿急、尿痛，随即出现尿道口红肿，伴稀薄黏液流出，随后症状加重，分泌物增多且变为黄色脓性。后尿道受累时可出现小便最后带血、精液中存在血液等，夜间常有阴茎痛性勃起。少数患者可出现发热、全身不适等症状。

⑵女性急性淋病：女性往往感染后呈无症状或症状轻微，宫颈、尿道为好发部位。淋菌性宫颈炎可出现黏液性分泌物，后分

泌物转为脓性；淋菌性尿道炎可出现尿道口红肿及脓性的分泌物，主要症状表现为尿频、尿急及尿痛。

四、诊断及治疗

主要根据病史（有性接触史、配偶有感染史等）、典型临床表现和实验室检查结果来诊断。

治疗：使用头孢曲松或大观霉素在医生指导下进行规范治疗。

五、预防

感染淋球菌后可能没有明显的临床症状，主动就诊、及早发现，并及时进行规范治疗，可以有效防止淋病的传播。多性伴者、男性同性性行为者及其他有易感染性病行为者，应及时关注相关症状，及时进行医学检查，一旦发现淋球菌感染，应尽早告知其性伴到正规医疗机构接受检查，避免造成互相感染。遵守性道德、保持单一性伴侣、避免非婚性行为是预防淋病的有效措施。近年来，15-20 岁年龄段淋病发病率增长速度较快，需要加强对青少年的性教育，保护青少年免受性病侵害，是家庭、学校、社区和全社会的共同责任。

第四章　尖锐湿疣

一、概述

尖锐湿疣（condyloma acuminatum）是由人乳头瘤病毒（HPV）感染引起，常发生在肛门及外生殖器等部位，主要通过性行为感染。临床常见的尖锐湿疣大多数由 HPV 6、11、16、18 型引起。本病潜伏期 1-8 个月，平均 3 个月，多数 HPV 感染者为亚临床感染或潜伏感染。人类是 HPV 的唯一宿主，尖锐湿疣最主要的传播方式是性接触传播，在性行为混乱的人群中易发生；部分患者可以通过家庭内非性接触而传染；母亲感染 HPV 时，可以通过产道或与新生儿亲密接触而传染给患儿。

二、临床表现

常表现为外生殖器及肛门周围出现乳头状、菜花状及鸡冠状增生物。增生物常呈白色、粉红色或污灰色。多数患者感觉不到明显的不适，少数患者有异物感、自觉烧灼疼痛、刺痒及性交不适。

三、诊断及治疗

本病可根据病史和典型临床表现来诊断。若临床表现不典型，可根据实验室检查结果来明确诊断。治疗：以局部去除增生物为主。一般使用外用药物或激光、冷冻、电灼、微波等方法。应去正规医疗机构寻求治疗。

四、预防

对尖锐湿疣患者应早发现、早诊断、早治疗，对患者的配偶或性伴应进行检查或随访，同时提供有效的咨询服务，如配偶或性伴患有尖锐湿疣，应同时进行治疗，否则，可能造成患者再次感染。应加强对性传播疾病健康知识的宣传，健康大众应该洁身自爱，对伴侣忠诚，避免婚外性行为，提倡使用安全套，注意洗浴用具和内衣裤的清洁和卫生，避免间接感染。近年来，随着分子生物学、免疫学和生物工程技术的发展，HPV 疫苗可以有效地保护宿主不受感染，目前疫苗针对病毒亚型主要是 HPV16、HPV18 及 HPV6、HPV11 等亚型，约与 90% 的尖锐湿疣有关。

第五章　生殖器疱疹

一、概述

生殖器疱疹（genital herpes）是由单纯疱疹病毒（HSV）感染泌尿生殖器及其周围皮肤或粘黏而引起炎症、水泡、糜烂或溃疡性病变的一种常见性传播疾病。目前尚难以根治，且易复发，因而常常给患者带来很大的身心痛苦，生殖器疱疹若不及时治疗，可引起播散性 HSV 感染、病毒性脑病等一系列并发症，孕妇感染单纯疱疹病毒可引起胎儿感染或新生儿疱疹。

二、临床表现

表现为生殖器部位出现水疱、糜烂，有痛感，常伴发热、头痛、乏力等症状。

三、诊断及治疗

本病可根据病史、典型临床表现和实验室检查结果来诊断。

治疗：可选用阿昔洛韦、伐昔洛韦等药物及外用抗病毒制剂在医生指导下进行治疗。

四、预防

人群对单纯疱疹病毒普遍易感，生殖器疱疹是一种慢性、复发性、难治愈的病毒感染，因而预防生殖器疱疹显得尤为重要。要预防生殖器疱疹，一方面是尽早尽可能地多发现病人，特别是亚临床感染和无症状的病毒携带者，并及时治疗，控制传染源。另一方面是向社会大众宣传健康安全性知识，做到安全性行为，切实保护好自己。在围产期保健工作中应加强 HSV 的分离或抗体检测，采取相应措施确保婴儿不受感染。

第六章　生殖道沙眼衣原体感染

一、概述

生殖道沙眼衣原体感染的病原体沙眼衣原体，男女均可发病，又叫非淋菌性尿道炎。临床经过隐匿、迁延，症状轻微，常常并发上生殖道感染，因而可以导致严重后遗症，如女性宫外孕、输卵管性不孕以及男性不育等。本病的潜伏期为 1-5 周，一般在 2-3 周之间，也可以更长，且有较多的患者长期保持无症状感染。本病的好发年龄在 20-24 岁和 25-30 岁两个年龄段，主要经性传播，同时，有沙眼衣原体感染的母亲可以通过产道感染新生儿。生殖道沙眼衣原体感染在发达国家及发展中国家极为常见，据世界卫生组织估计，每年全球有 9000 万生殖道沙眼衣原体感染新发病例，从性病监测数据中来看，我国女性生殖道沙眼衣原体感染率为 2.6%，男性为 2.2%。

二、临床表现

生殖道沙眼衣原体感染的临床表现特征是慢性经过。很多感染者无明显临床表现，但有可能引起严重的后遗症，也是主要的传染源。

1. 男性感染。

部分男性患者可能无症状。有症状的患者主要为尿道炎。潜伏期 1 ～ 3 周，临床表现为尿道黏液性或黏液脓性分泌物，并有尿痛、尿道不适等症状。合并症有附睾炎、前列腺炎等。附睾炎的临床表现是一侧的附睾疼痛、肿大，有触痛。炎症明显时，阴囊表面的皮肤充血、发红、水肿。有的患者并发睾丸炎，阴囊明显肿胀、潮红、剧痛、输精管变粗。前列腺炎可无明显症状，也可出现腰酸、下腹坠胀等。直肠炎主要发生在男性同性性行为者，尤其是被动肛交者中。临床表现轻者无症状，重者有直肠疼痛、出血、腹泻及黏液性分泌物。

2. 女性感染。

女性主要发生宫颈炎和尿道炎。70% ～ 90% 的妇女宫颈沙眼衣原体感染无症状，可持续数月至数年。有症状发生时，可出现阴道分泌物异常，非月经期或性交后出血。尿道炎的症状有排尿困难、尿频、尿急等。衣原体宫颈感染如不治疗，可向上发展发生盆腔炎。表现有下腹痛、性交痛等，长期持续的感染可导致不育、宫外孕（异位妊娠）和慢性下腹痛。

孕妇的生殖道沙眼衣原体感染可增加早产、低出生体重和胎膜早破的危险性。如未经有效治疗，可传染新生儿，引起新生儿眼炎及肺炎。

三、诊断及治疗

根据非婚性接触史或配偶感染史，男性有尿道黏液性或黏液脓性分泌物，并有尿痛、尿道不适等症状，女性有阴道分泌物异常，宫颈管黏液脓性分泌物，实验室检查沙眼衣原体阳性，可以诊断为沙眼衣原体感染。由于沙眼衣原体感染无症状者较多，因此，实验室检查十分重要。可选用阿奇霉素和四环素等，应在医生指导下进行治疗。

四、预防

尽早发现并治疗感染者可以有效防止沙眼衣原体感染的传

播，同时，还应加强对性伴的管理，在患者出现症状或确诊前的2个月内的所有性伴均同时接收检查和治疗。病人及其性伴在完成治疗前应避免性行为。每个人应做到洁身自爱，避免多性伴，坚持使用安全套，可以有效避免沙眼衣原体感染发生。

参考文献：

[1]《梅毒诊断标准》WS 273-2018.

[2] 杨建文，熊俊浩．性传播疾病规范化诊断与治疗 [M]. 四川科学技术出版社，2013.

[3] 王晓春，王千秋，郑和义．性传播感染 [M]. 科学出版社，2010.

[4] 张学军．皮肤性病学（第 9 版）[M]. 人民卫生出版社，2018.

[5] 王千秋，刘全忠，徐金华，等．梅毒，淋病和生殖道沙眼衣原体感染诊疗指南 (2020 年)[J]. 中华皮肤科杂志，2020, 53(3):12.

[6] 多吉旺姆，孙剑，次仁旺姆，等．2010-2019 年西藏性病流行特征分析 [J]. 中国艾滋病性病，2021, 27(2):2.

[7] 无．2021 年全国法定传染病疫情概况 [J]. 中国病毒病杂志，2022, 12(5):1.

[8] 陈祥生，姜婷婷．我国性传播疾病的流行与防治 [J]. 皮肤科学通报，2021, 38(1):8.

ལེའུ་དང་པོ། མཚན་ནད་སྤྱི་བཤད།

དང་པོ། མཚན་ཉིད།

མཚན་ནད་（sexually tansmitted diseases,STDs)ཅེས་པ་ནི། གཙོ་བོ་ལུས་འབྲེལ་བྱེད་པ་དང་། ཁ་བྱེད་པ། བཤང་ལམ་ནང་ལུས་འབྲེལ་བྱེད་པ་སོགས་ལུས་འབྲེལ་འདྲ་བའི་བྱ་སྤྱོད་སྤེལ་བ། ཐུག་རེག་གི་ཐབས་ལམ་གཞན་བརྒྱུད་ནས་འགོས་པའི་འགོས་ནད་ཁག་ཅིག་ལ་ཟེར་ཞིང་མཚན་མའི་འགོས་ནད་ཅེས་ཀྱང་ཟེར། དེས་མཚན་མར་ནད་སློང་བ་མ་ཟད་མཚན་མའི་མཐའ་འཁོར་གྱི་རྨེན་མདུད་ལ་གནོད་འཚེ་གཏོང་བ་དང་། ཁྲག་གི་འཁོར་རྒྱུག་དང་སྙིགས་ལུས་པོ་ཡོངས་ཀྱི་ཕུང་གྲུབ་གལ་ཆེན་དང་དབང་པོར་གནོད་འཚེ་བཟོ་གི་ཡོད། མཚན་ནད་ཀྱིས་ནད་པའི་ལུས་སེམས་གཉིས་ཀའི་བདེ་ཐང་ལ་གནོད་འཚེ་ཚབས་ཆེན་བཟོ་གི་ཡོད་པ་མ་ཟད། མངལ་བཟོ་མི་ཐུབ་པའི་ནད་དང་། སྐྱེ་འཕེལ་དབང་པོ་ཡ་མ་གཟུགས་སུ་འགྱུར་བའམ་ཡང་ན་ཆ་མི་ཚང་བ། མདོག་ཉེས་པོ་བཟོ་བ་སོགས་ཀྱི་ཁྱད་རྟགས་རང་བཞིན་གྱི་མཇུག་རྐྱེན་ངན་པའང་བཟོ་གི་ཡོད་པས། འདི་ནི་འཛམ་བུ་གླིང་གི་སྤྱི་ཚོགས་གནད་དོན་ཚབས་ཆེན་དང་སྤྱི་པའི་འཕྲོད་བསྟེན་གྱི་གནད་དོན་ཚབས་ཆེན་ཞིག་ཏུ་གྱུར་ཡོད་ཅིང་། དེང་སྐབས་མི་

རྣམས་ཀྱི་བདེ་ཐང་ལ་གནོད་འཚེ་བཟོ་བའི་ནད་རིགས་ཚབས་ཆེན་ཞིག་ཏུ་ངོས་འཛིན་གྱི་ཡོད།

ཉེ་བའི་ལོ་ཤས་རིང་། མཚན་ནད་ཀྱི་ཁྱབ་ཁྱོན་དེ་ནད་རྐྱེན་ཕྲ་རབ་བཙུ་ཕྲུག་འགོས་པའི་ནད་གཞིར་རྒྱ་སྐྱེད་དུ་ཕྱིན་ཡོད། རང་རྒྱལ་གྱིས་གཏན་ལ་ཕབ་པའི་མཚན་ནད་ཀྱི་ལྷ་ཞིབ་ཚད་ལེན་བྱ་ཡུལ་གྲས་སུ་གྲང་གཞིའམ་མཚན་སྲིན་དང་། བསེ་མོག་གམ་རིག་དུག མཚན་མའི་མཛེར་པ། མཚན་མར་ཕུང་རྟེན་ཕྲ་སྲིན་འགོས་པ། མཚན་མར་ཆུ་འབྲུམ་མམ་ཆུ་ཐོར་ཐོན་པ། མཉེན་པའི་འོག་ཟགས། ཨེ་ཛི་ནད་སོགས་ནད་རིགས་འགའ་ཤས་ཡོད་ཅིང་། ཨེ་ཛི་ནད་ཕུད། བསེ་མོག་དང་། གྲང་གཞི། མཚན་མའི་མཛེར་པ། མཚན་མར་ཆུ་འབྲུམ་ཐོན་པ། མཚན་མར་མིག་འབྲུམ་ཕུང་རྟེན་ཕྲ་སྲིན་འགོས་པ་བཅས་མཚན་ནད་རིགས་ལྔ་ལ་རང་རྒྱལ་གྱིས་མིག་སྔར་འགོག་བཅོས་གཙོ་བོ་བྱེད་ཀྱི་ཡོད་པ་ལས། བསེ་མོག་དང་། གྲང་གཞི་ནི་རང་རྒྱལ་གྱི་ཁྲིམས་བཀོད་འགོས་ནད་རིགས་ཁ་པ་རེད།

གཉིས། ད་ར་ཁྱབ་ཀྱི་ད་ཡོད་གནས་ཚུལ།

1949ལོའི་སྔོན་ལ་མཚན་ནད་རྒྱ་ཁྱབ་མཆེད་སྒྲོང་། ཡིན་ནའང་། ཀྲུང་གོ་གསར་པ་དབུ་བརྙེས་རྗེས། སྲིད་གཞུང་གིས་མཚན་ནད་ལ་ཕྱོགས་བསྡུས་ཀྱི་འགོག་བཅོས་བྱེད་ཐབས་སྤྱད་པའི་དབང་གིས་དུས་རབས་20པའི་

ལོ་རབས་60པར་མཚན་ནད་ཕལ་ཆེར་མེད་པར་བཟོ་ཐུབ་ཡོད་མོད། དུས་རབས་20པའི་ལོ་རབས་70པའི་དུས་མཇུག་ཏུ་རང་རྒྱལ་དུ་མཚན་ནད་ཡང་བསྐྱར་ཐོན་པ་མ་ཟད་མགྱོགས་མྱུར་མཆེད་ཡོད་ཅིང་། 1977ལོ་ནས་1988ལོའི་བར་གྱི་དུས་ཐུང་ལོ་10ལྷག་གི་རིང་ལ་རྒྱལ་ཡོངས་ཀྱི་ཞིང་ཆེན་ཁག་ཚང་མ་ནས་མཚན་ནད་ཐོག་པའི་སྙན་སེང་འགྱུར་ཡོད། 2021ལོར་བསེ་མོག་དང་། གྲང་གཞི་ཐོག་པའི་མི་གྲངས་ཀྱིས་ཁྲིམས་བཀོད་འགོས་ནད་རིགས་ཁ་པ་སྙན་སེང་འགྱུར་བའི་མི་གྲངས་ཀྱི་ཨང་གསུམ་པ་དང་ཨང་བཞི་པ་སླེབས་ཡོད། 2010ལོ་ནས་2019ལོ་བར་བོད་རང་སྐྱོང་ལྗོངས་སུ་བསེ་མོག་དང་། གྲང་གཞི། སྐྱི་འཕེལ་ལམ་དུ་མིག་འབྲུམ་ཕུང་རྟེན་ཕྲ་སྲིན་འགོས་པ། མཚན་མའི་མཛེར་པ། མཚན་མར་ཆུ་འབྲུམ་ཐོན་པ་སོགས་མཚན་ནད་རིགས་ལྔ་ཡི་ནད་པ་ཁྱོན་10730ཟིན་པའི་སྙན་སེང་འགྱུར་ཡོད་པ་ལས། བསེ་མོག་འགོས་པའི་ནད་པ་9216ཡོད་པ་དེས་85. 89%བཟུང་ཡོད།

གསུམ། མཚན་ནད་ཀྱི་འགོས་ལམ།

མཚན་ནད་ནི་གཙོ་བོ་ལུས་འབྲེལ་བྱས་པ་ལས་འགོ་བ་དང་། ཁྲག་དང་། མ་བུ། དེ་བཞིན་ཐུག་རེག་གི་ཐབས་ལམ་གཞན་བརྒྱུད་ནས་བྱུང་བ་སོགས་ལས་ཀྱང་འགོ་གི་ཡོད།

(1) ལུས་འབྲེལ་བྱས་པ་ལས་འགོ་བ་ཞེས་པ་ནི། འགོས་ལམ་གཙོ་ཆེ་ཤོས་

དེ་ཡིན་ཞིང་། ཕོ་མོའི་བར་དང་སྐྱེས་པ་མཚན་མཐུན་གྱི་ལུས་འབྲེལ་བྱེད་པ་ནི་འགོས་ལམ་གཙོ་བོ་ཡིན་པ་དང་། ཁ་སྨུག་དང་བཤང་སྒོའི་ནང་ཆགས་པ་སྤྱོད་པ་སོགས་ལས་ཀྱང་འགོ་ཡི་ཡོད།

(2) མ་ནས་བུར་འགོ་བ་ཞེས་པ་ནི། སྦྲུམ་མར་མཚན་ནད་འགོས་ཚེ། སྐྱེ་ལམ་མམ་གསང་ལམ་བརྒྱུད་ནས་ཕྲུ་གུ་དམར་འབྱར་ལ་འགོ་ཡི་ཡོད།

(3) ཁྲག་ལས་འགོ་བ་ཞེས་པ་ནི། མཚན་ནད་ཕོག་པའི་མིའི་ཁྲག་དང་ཁྲག་རྫས་བླུགས་པའམ་མི་གཞན་དང་མཉམ་དུ་མཚན་ནད་ཀྱིས་སྦགས་པའི་སྨན་ཁབ་ཀྱིས་དུག་རྫས་སྤོད་ཙར་བླུགས་པ་སོགས་ལས་མཚན་ནད་འགོ་ཉེན་ཡོད།

(4) ཐུག་རེག་ཐབས་ལམ་གཞན་བརྒྱུད་ནས་འགོ་བ་ཞེས་པ་ནི། མཚན་ནད་ཕོག་པ་ཉུང་ཤས་ནི་ལུས་འབྲེལ་བྱས་མེད་ཀྱང་འགོས་པ་དཔེར་ན། མཚན་ནད་ཀྱི་ནད་རྐྱེན་ཕྲ་རབ་ཀྱིས་སྦགས་པའི་ནང་དོར་དང་ནང་འཇམ་སོགས་གྱོན་པར་ཐུག་སྦྱོང་བ་དང་། སོ་ཤད་དང་ཨ་བཞར་གྱི་གྲི་སོགས་མཉམ་དུ་སྤྱོད་པ་སོགས་སོ། །

བཞི། མཚན་ནད་ཀྱི་འགོག་བཅོས།

ཉེ་བའི་ལོ་ཤས་རིང་མཚན་ནད་རང་རྒྱལ་དུ་རྒྱུན་ཆད་མེད་པར་མཆེད་པའི་དབང་གིས་མཚན་ནད་དེ་ཅུང་ཚབས་ཆེ་བའི་སྤྱི་པའི་འཕྲོད་བསྟེན་གྱི་གནད་དོན་ཞིག་ཏུ་གྱུར་ཡོད་པ་དང་། མཚན་ནད་ཀྱིས་མིའི་གཟུགས་པོའི་བདེ་ཐང་ལ་

ཕྱོགས་མང་པོ་ནས་གནོད་འཚེ་བཟོ་གི་ཡོད། མཚན་ནད་འགོས་རྗེས་སྔ་ཙམ་ཤེས་རྟོགས་དང་སྨན་བཅོས་ཚོད་ལྡན་བྱེད་མ་ཐུབ་ཚེ། སྐྱེ་འཕེལ་དབང་པོར་གནོད་འཚེ་ཐོག་ནས་སྐྱེ་འཕེལ་གྱི་ནུས་པ་ཉམས་པ་དང་ཕྲུ་གུ་མི་འཁོར་བར་འགྱུར་གྱི་ཡོད་ལ། སྨྲམ་བུ་དང་བྱིས་པ་དམར་འབྱར་ལའང་འགོ་ཡི་ཡོད། མཚན་ནད་ཁ་ཤས་ཀྱིས་ད་དུང་མིའི་གཟུགས་པོའི་དབང་པོ་མང་པོར་གནོད་འཚེ་བཏང་ནས་དབང་པོ་སྐྱོན་ཅན་དུ་འགྱུར་བ་དང་ཐ་ན་གྲོངས་པའི་གནས་ཚུལ་ཡང་ཐོན་གྱི་ཡོད། དེ་དང་ཆབས་གཅིག་མཚན་ནད་ནི་ལུས་འབྲེལ་ཁ་གཏད་མང་པོ་སོགས་ཉེན་ཚབས་ཆེ་བའི་མི་རྣམས་ཀྱི་ཁྲོད་དུ་མང་པོ་ཐོན་གྱི་ཡོད་པས། མི་འདི་དག་ལ་ཨེ་ཌིཟ་ནད་ཀྱི་ནད་དུག་འགོས་པའི་ཉེན་ཁ་ཧ་ཅང་ཆེ་རུ་འགྲོ་བཞིན་ཡོད།

(གཅིག) མཚན་ནད་འགོག་བཅོས་ཀྱི་དམིགས་ཚད།

(1) མཚན་ནད་ཀྱི་འགོས་ལམ་གཅོད་པའམ་ཉུང་དུ་གཏོང་དགོས། (2) མཚན་ནད་དང་མཉམ་འབྱུང་ནད་རིགས། ནད་བག་བཅས་མི་ཐོན་སྔོན་འགོག་དང་མང་དུ་མི་འགྲོ་བ་བྱེད་དགོས། (3) HIVའགོ་བའི་ཉེན་ཁ་ཆུང་དུ་གཏོང་དགོས།

(གཉིས) མཚན་ནད་འགོག་བཅོས་བྱེད་ཐབས།

(1) བཅའ་ཁྲིམས་དང་ཁྲིམས་སྲོལ་གཏན་ལ་འབེབ་ཤུགས་ཆེ་རུ་བཏང་ནས། མཚན་ནད་འགོག་བཅོས་ཀྱི་ཆབ་སྲིད་ཁོར་ཡུག་འགན་ལེན་བྱེད་དགོས།

(2) དྲིལ་བསྒྲགས་སློབ་གསོ་རྒྱ་ཁྱབ་ཏུ་སྤེལ་ནས་མཚན་ནད་འགོག་བཅོས་ཀྱི་ཤེས་བྱ་ཁྱབ་གདལ་གཏོང་དགོས།

(3) སྲུང་ཤུགས་སྦྱོད་པ་ཁྱབ་གདལ་བཏང་ནས་མཚན་ནད་འགོ་བར་ཚོད་འཛིན་ནུས་ལྡན་བྱེད་དགོས།

(4) མཚན་ནད་འགོས་ཡོད་མེད་ལ་རང་འགུལ་གྱིས་བརྟག་དཔྱད་བྱས་ཏེ་སྔ་ཙམ་ནས་ཤེས་པར་བྱེད་དགོས།

(5) མཚན་ནད་ལ་ཚོད་དང་ལྡན་པའི་སྨན་བཅོས་ཞབས་འདེགས་ཞུས་ནས་མཚན་ནད་འགོས་པའི་ནད་པ་ཆེད་ལས་སྨན་ཁང་ལ་འོས་སྦྱོར་དང་སྨན་བཅོས་བྱེད་པར་གཏོང་རྒྱུར་ཤུགས་རྒྱག་དགོས།

(6) མཚན་ནད་ཀྱི་ལྟ་ཞིབ་ཚད་ལེན་བྱེད་ས་བཟོ་བ་དང་འཕྲུས་སྐོ་ཚང་དུ་གཏོང་དགོས།

(7) རྒྱལ་སྤྱིའི་མཉམ་ལས་དང་ཉེར་སྤྱོད་ཀྱི་ཞིབ་འཇུག་བྱེད་ཤུགས་ཆེ་རུ་གཏོང་དགོས།

ལེའུ་གཉིས་པ། བསེ་མོག

གཅིག ནད་རྐྱེན་རིག་པ།

བསེ་མོག(syphilis)ནི། སྐྱ་བོར་གྱུར་པའི་དུང་འཁྱིལ་ལམ་བསེ་མོག་དུང་འཁྱིལ་ཕྲ་སྲིན་གྱིས་བསྐྱངས་པའི་དལ་བའི་རང་བཞིན་དང་ལུས་པོ་ཡོངས་ལ་འགོ་བའི་འགོས་ནད་ཅིག་ཡིན་པས། དེས་དབང་རྩ་དང་སྙིང་ཁམས་ཁྲག་རྩ་སོགས་ཀྱི་མ་ལག་མང་པོར་གནོད་འཚེ་བཟོ་བ་མ་ཟད། ཐ་ན་ཚེ་སྲོག་ལའང་ཉེན་ཁ་བཟོ་གི་ཡོད། བསེ་མོག་དུང་འཁྱིལ་ཕྲ་སྲིན་ནི་ཆུང་ཞིང་ཕྲ་ལ་དུང་འཁྱིལ་བ་ལྟ་བུར་སྣང་། ཕྲ་སྲིན་འདི་དྭངས་མ་ཡིན་ཁར་ཚོས་ལེན་དཀའ་མོ་ཡོད་སྟབས། མུན་པའི་ཕྲ་མཐོང་ཆེ་ཤེལ་གྱི་འོག་ཏུ་མ་གཏོགས་ལྟ་ཞིབ་བྱེད་ཐུབ་ཀྱི་མེད། སྐྱེར་བཏང་གི་གནས་ཚུལ་འོག མི་ནི་དེའི་རྟེན་གནས་གཅིག་པུ་དེ་ཡིན་ཞིང་། མིའི་ལུས་པོ་དང་ཁ་བྲལ་ན་འཚོ་གནས་བྱེད་དཀའ་ཞིང་། སྐམ་ཤས་ཆེ་བའི་ཁོར་ཡུག་ཏུ་ཆུ་ཚོད་གཅིག་ནས་གཉིས་ནང་དུ་ཤི་འགྲོ་གི་ཡོད་པ་དང་། དྲོད་ཚད་ཧྲེ་ཧྲི་ཏུའུ་41འོག་ཏུ་ཆུ་ཚོད་ཁ་ཤས་ལས་གསོན་ཐུབ་ཀྱི་ཡོད། འོན་ཀྱང་ཕྲ་སྲིན་དེ་དྲོད་ཚད་དམའ་པོའི་ནང་ཡུན་རིང་ནང་གསོན་ཐུབ་ཀྱི་ཡོད་པས། གླད་ཀོར་འོག་གི་དྲོད་ཚད་ཧྲེ་ཧྲི་ཏུའུ་78འོག་ཏུ་ལོ་འགའ་ཤས་གསོན་

ཐུབ་ཀྱི་ཡོད། དུག་སེལ་སྨན་རྫས་དཀྲུས་མས་ལམ་སེང་གསོད་ཐུབ་ཀྱི་ཡོད་པ་དང་། བསེ་མོག་འགོས་པའི་ནད་པ་ནི་འགོས་ཁུངས་གཅིག་པུ་རེད། སྨན་བཅོས་མ་བྱས་པའི་ནད་པ་ཡིན་ཚེ། བསེ་མོག་འགོས་རྗེས་ཀྱི་ལོ་དང་པོ་དང་གཉིས་པ་ནི་འགོ་ཤུགས་ཆེ་སྐང་ཡིན་ཞིང་ནད་ཡུན་རིང་དུ་སོང་བ་དང་ཆབས་ཅིག་འགོ་ཤུགས་ཀྱང་ཆུང་དུ་འགྲོ་གི་ཡོད།

གཉིས། རིམས་ནད་རིག་པ།

བསེ་མོག་ནི་འཛམ་གླིང་ཡོངས་སུ་མཆེད་བཞིན་ཡོད་ཅིང་། འཛམ་གླིང་འཕྲོད་བསྟེན་རྩ་འཛུགས་ཀྱིས་ཚོད་དཔག་བྱས་པ་ལྟར་ན། གོ་ལ་རྫིལ་པོར་ལོ་རེར་ནད་པ་ཁྲི་1200ལྷག་ཙམ་འཕར་གྱི་ཡོད་པ་ནད་པ་མང་ཆེ་བ་ཨེ་ཤ་ཡ་ལྷོ་མ་དང་། ཨེ་ཤ་ཡའི་ཤར་ལྷོ་སོགས་ཀྱི་ས་ཁུལ་དུ་ཡོད། ཉེ་བའི་ལོ་འགའི་རིང་བསེ་མོག་འགོས་པའི་ནད་པ་རང་རྒྱལ་དུ་མགྱོགས་མྱུར་མང་དུ་ཕྱིན་ནས། མཚན་ནད་ཐོག་པའི་སྐྲན་སེང་འཕྲོར་བའི་ནང་ནས་མང་ཤོས་སུ་གྱུར་ཡོད་ཅིང་། སྐྲན་སེང་ཞུས་པའི་བསེ་མོག་ནད་པའི་ནང་ནས་ཕལ་ཆེ་བ་ནད་རྟགས་མེད་པའི་བསེ་མོག་འགོས་པ་ཡིན་ལ། དུས་རིམ་དང་པོ་དང་གཉིས་པའི་བསེ་མོག་ནད་པ་རྒྱུན་དུ་མཐོང་རྒྱུ་ཡོད་པ་ཞིག་ཡིན་པ་དང་། ལྷན་སྐྱེས་ཀྱི་བསེ་མོག་ནད་པའང་སྔར་བཞིན་གྲངས་ཚད་ངེས་ཅན་ཞིག་ཡོད།

བསེ་མོག་འགོས་པའི་ནད་པའི་པགས་པ་དང་འབྱར་སྐྱིར་བསེ་མོག་

དུང་འཁྲིལ་སྦྲ་སྲིན་ཡོད་ཅིང་། བསེ་མོག་འགོས་མེད་པའི་མིས་བསེ་མོག་འགོས་པའི་ནད་པ་དང་ལུས་འབྲེལ་བྱེད་སྐབས་གལ་ཏེ་པགས་པ་དང་འབྱར་སྐྱིར་རྨ་རྟོག་ཙམ་བཟོས་ཡོད་ཚེ་བསེ་མོག་འགོ་སྲིད། མི་ཉུང་ཤས་ཤིག་ལ་ཁྲག་བླུགས་པ་ལས་བསེ་མོག་འགོ་གི་ཡོད། སྐྱེས་རྗེས་འགོས་པའི་བསེ་མོག་གི་དུས་འགོའི་བསེ་མོག་ནད་པ་ནི་འགོས་ཁུངས་གཙོ་བོ་ཡིན་པ་དང་། 95%ཡན་ནི་ཉེན་ཁ་ཆེ་བའམ་ཡང་ན་སྲུང་ཤུབས་མ་གྱོན་པར་ལུས་འབྲེལ་བྱས་པ་ལས་འགོས་པ་ཞིག་ཡིན་ཞིང་། ཉུང་ཤས་ཤིག་ནི་འོ་སྦྱར་བ་དང་ཁྲག་བླུགས་པ། བསེ་མོག་གིས་སྦགས་པའི་གྱོན་ཆས་གྱོན་པ་སོགས་བརྒྱུད་ནས་འགོ་གི་ཡོད། སྦྲུམ་བུར་བསེ་མོག་ནི་བསེ་མོག་འགོས་པའི་སྦྲུམ་མ་ལས་འགོས་པ་ཞིག་ཡིན་ཞིང་། དུས་རིམ་དང་པོ་དང་གཉིས་པའི་བསེ་མོག་དང་ནད་རྟགས་མེད་པའི་དུས་འགོའི་བསེ་མོག་འགོས་པའི་སྦྲུམ་མ་ལས་སྦྲུམ་བུར་འགོ་ཚད་དེ་བས་ཆེན་པོ་ཡོད།

བསེ་མོག་ནི་སྐྱེས་པ་ཕན་ཚུན་ལུས་འབྲེལ་བྱེད་མཁན་དང་། སློག་གཡེམ་མ་མམ་སྨད་ཚོང་དང་འཆལ་པོ་རྒྱུག་པ་སོགས་ཉེན་ཆེའི་མི་ཚོགས་ཀྱི་ཁྲོད་དུ་དེ་བས་ཀྱང་འགོ་སླ་པོ་ཡོད། ཞིབ་འཇུག་བྱས་པ་ལས་ཤེས་གསལ། རང་རྒྱལ་དུ་སྐྱེས་པ་ཕན་ཚུན་ལུས་འབྲེལ་བྱེད་མཁན་ལ་བསེ་མོག་འགོ་ཚད་11. 2%ཡིན་པ་དང་། དཔལ་འཁོར་དར་རྒྱས་ཆེ་བའི་ས་ཁུལ་གྱི་འགོ་ཚད15. 1%ནི་དར་རྒྱས་ཞན་པའི་ས་ཁུལ་ (8. 6%) ལས་མངོན་གསལ་དོད་པོས་མཐོ་བ་ཡོད། སློག་གཡེམ་མའི་ཁྲོད་ཀྱི་བསེ་མོག་འགོ་ཚད་ནི་5. 2%ཡིན་མོད། འོན་ཀྱང་ཞབས་ཞུ་

བྱེད་སའི་གནས་མི་འདྲ་བར་སྐྱད་ཚོང་བྱེད་མཁན་བྱུད་མེད་ཀྱི་བསེ་མོག་འགོ་ཚད་འདྲ་གི་མེད།

གསུམ། བསེ་མོག་གི་འགོས་ལམ་གཙོ་བོ།

1. ལུས་འབྲེལ་བརྒྱུད་ནས་འགོས་པ། ལུས་འབྲེལ་བྱས་ནས་འགོས་པ་ནི་བསེ་མོག་གི་འགོས་ལམ་གཙོ་བོ་ཡིན་པ་དེས་95%ཡན་བཟུང་ཡོད། བསེ་མོག་འགོས་པའི་དུས་འགོ་ནི་འགོ་སྣྲ་ཤོས་ཀྱི་དུས་སྐབས་ཤིག་རེད། ནད་ཡུན་རིང་དུ་སོང་བ་དང་བསྟུན་ནས་འགོ་ཤུགས་ཇེ་ཆུང་དུ་འགྲོ་བཞིན་ཡོད་པ་དང་སྤྱིར་བཏང་བྱས་ན་བསེ་མོག་འགོས་ནས་ལོ་བཞི་ཡན་སོང་བ་ཡིན་ན་ལུས་འབྲེལ་བྱས་པ་ལས་འགོས་པ་ཤ་ཙང་ཉུང་ཉུང་ཡིན།

2. མ་ལས་བུ་ལ་འགོས་པ། སྦྲུམ་མར་བསེ་མོག་འགོས་ཡོད་ན་བུ་སྣོད་བརྒྱུད་སྦྲུམ་བུར་འགོ་གི་ཡོད་པས། མངལ་ཤོར་བ་དང་སྐྱེས་ཟླ་མ་ཤར་གོང་སྐྱེ་བ། སྦྲུམ་བུ་ཤི་བ། སྦྲུམ་བུར་བསེ་མོག་འགོས་པ་སོགས་ཀྱི་གནས་ཚུལ་ཡོང་གི་ཡོད། སྤྱིར་བཏང་བྱས་ན་སྦྲུམ་མར་བསེ་མོག་ཇེ་ཙམ་གྱིས་སྔ་བ་འགོས་ན་སྦྲུམ་བུར་དེ་ཙམ་གྱིས་འགོ་ཚད་དེ་བས་མཐོ་བ་ཡོད་པའི་ངོས་འཛིན་བྱེད་ཀྱི་ཡོད། སྦྲུམ་མར་ནད་རྟགས་མེད་པའི་ནད་རྟགས་མེད་པའི་བསེ་མོག་མ་གཏོགས་འགོས་མེད་ཙང་སྔར་བཞིན་སྦྲུམ་མར་འགོས་པའི་ནུས་ཤུགས་ལྡན་ཡོད།

3. ཁྲག་གཞིར་བརྒྱུད་ནས་འགོས་པ། བསེ་མོག་དུང་འཁྱིལ་ཕྲ་སྲིན་གྱིས་

སྨུགས་པའི་ཁྲག་རླུགས་པའམ་མི་གཞན་དང་མཉམ་དུ་བསེ་མོག་དུང་འཁྱིལ་ཕྲ་སྲིན་གྱིས་སྨུགས་པའི་སྐྱན་ཁབ་ཡོ་ཆས་ཀྱིས་དུག་འཛིན་པ་སོགས་བྱས་པ་ལས་བསེ་མོག་འགོ་སྲིད།

དུག་སེལ་ཚད་དང་མཐུན་པ་བྱས་མེད་པའི་སྐྱན་ཁུངས་རང་བཞིན་གྱི་ཐབས་ལམ་དང་བསེ་མོག་དུང་འཁྱིལ་ཕྲ་སྲིན་གྱིས་སྨུགས་པའི་སྐྱན་ཆས་ཡོ་ཆས་སོགས་བརྒྱུད་ནས་བསེ་མོག་འགོ་གི་ཡོད་མོད། འོན་ཀྱང་ནད་པ་འདི་འདྲ་ཤུང་ཤས་ལས་མེད།

བཞི། བསེ་མོག་གི་བརྟག་དཔྱད།

བརྟག་དཔྱད་བྱེད་ཐབས་མི་འདྲ་བར་གཞིགས་ནས། བསེ་མོག་བརྟག་དཔྱད་བྱེད་སྐབས་གསུམ་དུ་དབྱེ་ཆོག་པ་སྟེ།

1. བསེ་མོག་དུང་འཁྱིལ་ཕྲ་སྲིན་ལ་དབྱིབས་རྣམ་རིག་པའི་བརྟག་དཔྱད་བྱེད་པ། རྒྱུན་མཐོང་གི་བརྟག་དཔྱད་བྱེད་ཐབས་ནི་བསེ་མོག་དུང་འཁྱིལ་ཕྲ་སྲིན་ལ་ཤུན་པའི་ཕྲ་མཐོང་ཆེ་ཤེལ་གྱིས་བརྟག་དཔྱད་དང་བསེ་མོག་དུང་འཁྱིལ་ཕྲ་སྲིན་ལ་དངུལ་བྱུགས་པའི་ཚོས་ཀྱི་བརྟག་དཔྱད་བྱེད་ཀྱི་ཡོད།

2. བསེ་མོག་དུང་འཁྱིལ་ཕྲ་སྲིན་ལ་ཉིང་སྐྱུར་བརྟག་དཔྱད་བྱེད་པ། བསེ་མོག་དུང་འཁྱིལ་ཕྲ་སྲིན་ལ་ཉིང་སྐྱུར་རྒྱ་སྐྱེད་ཀྱི་བརྟག་དཔྱད་བྱེད་ཀྱི་ཡོད།

3. བསེ་མོག་ལ་དྭངས་ཁྲག་རིག་པའི་བརྟག་དཔྱད་བྱེད་པ། མིའི་ལུས་

ཁམས་ལ་བསེ་མོག་དུང་འཁྱིལ་ཕྲ་སྲིན་འགོས་ནས་གཟའ་འཁོར་བཞི་ནས་བཅུ་སོང་རྗེས། དྭངས་ཁྲག་ལ་དམིགས་བསལ་གྱི་ཁྱད་ཆོས་རང་བཞིན་མ་ཡིན་པའི་འགོག་རྫས（འགྱུར་འབྱུང་རྒྱུ）དང་བསེ་མོག་དུང་འཁྱིལ་ཕྲ་སྲིན་གྱིས་ནད་འགོག་གཞི་རྐྱེན་འགོག་པའི་དམིགས་བསལ་གྱི་ཁྱད་ཆོས་རང་བཞིན་གྱི་འགོག་རྫས་ཐོན་གྱི་ཡོད། འགོག་རྫས་འདི་དག་ཚང་མར་ནད་འགོག་རིག་པའི་ལམ་ནས་བརྟག་དཔྱད་བྱེད་ཚོག་གི་ཡོད། དེ་ཡང་བརྟག་དཔྱད་བྱེད་སྐབས་བཀོལ་བའི་ནད་འགོག་གཞི་རྐྱེན་མི་འདྲ་བའི་དབང་གིས་བསེ་མོག་ལ་དྭངས་ཁྲག་རིག་པའི་བརྟག་དཔྱད་བྱེད་པར་རིགས་ཆེན་པོ་གཉིས་སུ་དབྱེ་ཚོག་ཡོད་དེ། གཅིག་ནི་བསེ་མོག་དུང་འཁྱིལ་ཕྲ་སྲིན་ལ་དམིགས་བསལ་གྱི་ཁྱད་ཆོས་རང་བཞིན་མིན་པའི་འགོག་རྫས་ཀྱི་བརྟག་དཔྱད་བྱེད་པ། དེའི་ནང་གཙོ་བོ་VDRLདང་RPR TRUSTསོགས་ཚུད་ཡོད། གཅིག་ཤོས་ནི་བསེ་མོག་ཕྲ་སྲིན་གྱི་དམིགས་བསལ་ཁྱད་ཆོས་རང་བཞིན་འགོག་རྫས་ཀྱི་བརྟག་དཔྱད་བྱེད་པ། དེའི་ཁོངས་སུTPPAདང་། FTA-ABS ELISA CLIA RTསོགས་ཡོད།

བསེ་མོག་ལ་དྭངས་ཁྲག་རིག་པའི་བརྟག་དཔྱད་རིགས་གཉིས་བྱེད་པའི་ཁྱད་པར་གཤམ་གྱི་རེའུ་མིག་ལ་གཟིགས་དང་།

	བསེ་མོག་དུང་འཁྲིལ་ཕྲ་སྲིན་ལ་དྭངས་ཁྲག་རིག་པའི་བརྟག་དཔྱད་བྱེད་པ།	བསེ་མོག་དུང་འཁྲིལ་ཕྲ་སྲིན་མ་ཡིན་པའི་དྭངས་ཁྲག་རིག་པའི་བརྟག་དཔྱད་བྱེད་པ།
ནད་ཐོག་སྨན་བཅོས་ཀྱི་དོན་སྙིང་།	གལ་ཏེ་གདགས་གཉིས་ཡིན་ན་བསེ་མོག་འགོས་སྐྱོང་ཡོད་པ་མཚོན་མོད། འོན་ཀྱང་དེ་སྔ་བསེ་མོག་འགོས་པ་དང་ད་ལྟ་ནད་རྟགས་ཐོན་པ་དབྱེ་བ་འབྱེད་ཐུབ་ཀྱི་མེད།	བསེ་མོག་གིས་གནོད་འཚེ་ཡོད་མེད་དཔྱད་ཞིབ་བྱེད་པ།
	གལ་ཏེ་སྲིབས་གཉིས་ཡིན་ན་བསེ་མོག་འགོས་མེད་པ་མཚོན་པའམ་འགོས་ནས་སྐར་ཁུང་བའི་དུས་སུ་གནས་ཡོད། དེས་ན། ཟླ་གཅིག་ནས་ཟླ་བ་གསུམ་གྱི་རྗེས་སུ་ཡང་བསྐྱར་ཁྲག་ལ་བརྟག་དཔྱད་བྱེད་དགོས།	གར་ཚད་མཐོ་པོ་ཡོད་ན་གནོད་འཚེ་དེ་བས་ཆེན་པོ་ཡོད་པ་མཚོན་གྱི་ཡོད། ཡིན་ནའང་གར་ཚད་དམའ་ན་ཡང་བསེ་མོག་འགོས་མེད་པ་མཚོན་གྱི་མེད།
	བསེ་མོག་དྲག་སྐྱིད་བྱུང་རྗེས་གདགས་གཉིས་ཡིན་པ་མངོན་གྱི་ཡོད་ལ། རྟག་ཏུ་ཚེ་གང་སྲིབས་གཉིས་སུ་འགྱུར་གྱི་མེད། སྐྱེས་རྗེས་བསེ་མོག་འགོས་པ་ཞིག་ཡིན་ན་གར་ཚད་དེ་ནད་རྟགས་ཐོན་པ་དང་འབྲེལ་བ་ཆེན་པོ་མེད་པས་སྨན་བཅོས་ཀྱི་ཕན་འབྲས་ལ་དཔྱད་ཞིབ་བྱེད་པར་སྤྱོད་ཀྱི་མེད།	གར་ཚད་ལ་བལྟས་ནས་སྨན་བཅོས་ཀྱི་ཕན་འབྲས་ལ་དཔྱད་ཞིབ་བྱས་ན། དྲག་སྐྱིད་བྱུང་རྗེས་དྭངས་ཁྲག་སྲིབས་གཉིས་སུ་འགྱུར་ཐུབ། ཡིན་ནའང་དྭངས་ཁྲག་གཏན་འཇགས་སུ་གྱུར་ནས། གར་ཚད་དམའ་བའི་སྲིབས་གཉིས་སུ་མི་འགྱུར་བའི་རྣམ་པ་མངོན་བཞིན་ཡོད།
	མིག་སྔར་ནད་ཐོག་སྨན་བཅོས་བྱེད་སྐབས་སྤྱིར་ན་TPPAནི་ཀུན་གྱིས་ཁས་ལེན་པའི་ཚད་གཞིར་བཟུང་བཞིན་ཡོད།	ཡིན་ནའང་སྐྱེ་དངོས་རིག་པའི་གདགས་གཉིས་ཆ་འདྲ་བ་མངོན་སྲིད། དཔེར་ན་རང་དབང་གི་ནད་འགོག་རང་བཞིན་ནད་དང་། སྐྲན་ནད་སོགས་ཐོག་ན་ཡང་གར་ཚད་དམའ་པོ་ཐོན་སྲིད།

དྲི་བ། མི་གང་དག་གིས་བསེ་མོག་བརྟག་དཔྱད་བྱེད་དགོས་པ་དང་། བརྟག་དཔྱད་བྱེད་ས་གང་དུ་ཡོད་དམ།

སྲུང་ཤུབས་མི་གྱོན་པར་ལུས་འབྲེལ་བྱེད་པ་དང་རང་ཉིད་དང་ལུས་འབྲེལ་

བྱེད་མཁན་ལ་བསེ་མོག་འགོས་ཡོད་མེད་ཀྱི་དོགས་པ་ཡོད་པའམ་བསེ་མོག་འགོས་པ་གཏན་འཁེལ་བྱུང་བ། དེ་བཞིན་དོགས་གཞི་ཅན་གྱི་ཁྲག་བླུགས་པའམ་མི་གཞན་དང་མཉམ་དུ་སྨན་ཁབ་རྒྱག་ཆས་སྤྱད་སྤྱོད་མཁན། སྨད་འཚོང་འཆལ་རྒྱུག་བྱེད་མཁན། མི་མང་པོ་དང་ལུས་འབྲེལ་བྱེད་མཁན། སྐྱེས་པ་ཕན་ཚུན་མཚན་མཐུན་གྱི་ལུས་འབྲེལ་བྱེད་མཁན་སོགས་ཡིན་ན། གང་མགྱོགས་ཚད་ལྡན་གྱི་སྨན་བཅོས་ཚན་པར་ཕྱིན་ནས་བསེ་མོག་འགོས་ཡོད་མེད་བརྟག་དཔྱད་བྱེད་དགོས། རྫོང་རིམ་པ་དང་དེ་ཡན་གྱི་གཞུང་བཙུགས་སྨན་ཁང་མང་ཆེ་བས་བསེ་མོག་གི་བརྟག་དཔྱད་བྱེད་ཀྱི་ཡོད། ཨེ་ཛི་ནད་སྐོར་གྱི་རང་མོས་འདྲི་རྩད་བརྟག་དཔྱད་སྒོ་བསྟེན་སྨན་ཁང་ (VCT) གིས་ཀྱང་བསེ་མོག་དང་ཨེ་ཛི་ནད་སྐོར་རིན་མི་དགོས་པར་བློ་འདྲི་དང་བརྟག་དཔྱད་བྱེད་ཀྱི་ཡོད།

ལྔ། བསེ་མོག་གི་དུས་རིམ་དབྱེ་ཚུལ་དང་ནད་རྟགས་ཀྱི་མངོན་ཚུལ།

（གཅིག） བསེ་མོག་གི་བརྡར་ཤ་གཅོད་པའི་དུས་རིམ་དང་དབྱེ་བ།

1. བརྟག་དཔྱད་དམ་བརྡར་ཤ་གཅོད་པའི་དུས་མཚམས་འབྱེད་པ། སྨན་བཅོས་ཀྱི་ལག་ལེན་དུ་བསེ་མོག་ལ་རིགས་ཆེན་པོ་གཉིས་སུ་དབྱེ་ཚོག་སྟེ། གཅིག་ནི་སྐྱེས་རྗེས་འགོས་པའི་བསེ་མོག་རེད། དེ་ལ་གཉིས་ཡོད་དེ། ནད་ཡུན་ལོ་གཉིས་ལས་ཐུང་བའི་དུས་འགོའི་བསེ་མོག （དུས་རིམ་དང་པོའི་བསེ་མོག་དང་དུས་རིམ་གཉིས་པའི་བསེ་མོག དུས་འགོའི་ནད་རྟགས་མེད་པའི་བསེ་མོག）

དང་། ནད་ཡུན་ལོ་གཉིས་ལས་རིང་བའི་དུས་མཇུག་གི་བསེ་མོག（དུས་རིམ་གསུམ་པའི་པགས་པ་དང་འབྱུར་སྐྲི། ཏུས་པ་བཅས་ཀྱི་བསེ་མོག སྙིང་ཁམས་ཁྲག་རྩའི་བསེ་མོག དུས་མཇུག་གི་ནད་རྟགས་མེད་པའི་བསེ་མོག）རེད། གཉིས་ནི་སྦྲུམ་བུར་འགོས་པའི་བསེ་མོག（ལྷན་སྐྱེས་ཀྱི་བསེ་མོག་ཀྱང་ཟེར）ཡིན་ཞིང་། དེ་ལ་གཉིས་ཡོད། གཅིག་ནི་དུས་འགོའི་སྦྲུམ་བུར་བསེ་མོག（སྤྱིར་ན་ལོ་གཉིས་ནང་ཚུན་དུ་ན་ཚ་ལང་བ）འགོས་པ་དང་། དུས་མཇུག་གི་སྦྲུམ་བུར་བསེ་མོག（སྤྱིར་ན་ལོ་གཉིས་ཡན་ལ་ན་ཚ་ལང་བ）འགོས་ཤིང་། འདིར་པགས་པ་དང་འབྱུར་སྐྲི། ཏུས་པ་བཅས་ཀྱི་བསེ་མོག་དང་། སྙིང་དང་ཁྲག་རྩའི་བསེ་མོག་དང་དབང་རྩའི་བསེ་མོག་སོགས་ཡོད། འགོས་ནད་ཀྱི་དུས་རིམ་མི་འདྲ་བར་ནད་རྟགས་མི་འདྲ་བ་ཐོན་གྱི་ཡོད་ལ། ནད་རྟགས་མེད་པའང་ཡོད་སྲིད།

2. བརྟག་དཔྱད་དམ་བརྫར་ཤ་གཅོད་པའི་དབྱེ་བ། བསེ་མོག་གི་ནད་པར་བརྫར་ཤ་གཅོད་པའི་དུས་རིམ་ནང་གཙོ་བོ་རིམས་ནད་རིག་པའི་ལོ་རྒྱུས་དང་། ནད་རྟགས། བསེ་མོག་གི་བརྟག་དཔྱད་གྲུབ་འབྲས་སོགས་ལ་གཞིགས་ནས་ནད་གཞི་གཏན་འཁེལ་བྱེད་དགོས། ནད་གཞི་གཏན་འཁེལ་བྱེད་དུས་དོགས་ཡོད་ནད་པ་དང་གཏན་འཁེལ་ནད་པ་གཉིས་ཡོད་དོ། །

（གཉིས）དུས་རིམ་དང་པོའི་བསེ་མོག

1. རིམས་ནད་རིག་པའི་ལོ་རྒྱུས་ནས་བལྟས་ཚེ། པལ་ཆེ་བས་སྲུང་ཤུབས་མ་གྱོན་པར་ལུས་འབྲེལ་བྱས་སྤྱོད་བའམ། རང་ཉིད་དང་ལུས་འབྲེལ་བྱེད་མཁན་

ལ་བསེ་མོག་འགོས་སྐྱོང་བ། མི་མང་པོ་དང་ལུས་འབྲེལ་བྱས་སྐྱོང་ཡོད་པ་བཅས་རེད།

2.ནད་ཐོག་གི་མངོན་ཚུལ། （1） བསེ་མོག་གི་རྨ་ཁ་མཁྲིགས་པོ（ནད་རྟགས་མངོན་གསལ་དོད་ཤོས） ཐོན་པ། བསེ་མོག་གི་རྨ་ཁ་མཁྲིགས་པོ་དེ་ནད་རྟགས་མི་ཐོན་པའི་དུས་ཡུན་ནི་གཟའ་འཁོར་གཉིས་ནས་བཞི་བར（ཆ་སྙོམས་གཟའ་འཁོར་གསུམ་ཡིན་པ） ཐོན་གྱི་ཡོད། ）བསེ་མོག་གི་རྨ་ཁ་མཁྲིགས་པོ་མང་ཆེ་བ་མཚན་མ་སོགས་རེག་ཐུག་བྱུང་བའི་གནས་ལ་ཐོན་གྱི་ཡོད་ཅིང་། དང་ཐོག་ཐོར་པ་སིབ་སིབ་ཐོན་པ་དང་། རིམ་གྱིས་ཚངས་ཐིག་ལ་ཕལ་ཆེར་ལི་སྨི་གཅིག་ནས་གཉིས་བར་གྱི་སྒོར་སྒོར་རམ་འཇོང་འཇོང་དུ་འགྱུར་གྱི་ཡོད་དེ། ཐོར་པ་མངོན་གསལ་དོད་ལ་མཐའ་འཁོར་ནས་འབུར་ཙམ་ཆགས་ཀྱི་ཡོད་པ་མ་ཟད། སྐྱི་པགས་རྡུལ་སའི་ངོས་སུ་གཙང་ཞིང་དག་པོ་ཡོད། ཕྱིར་བཏང་བྱས་ན་ཐོར་པ་གཅིག་ལས་སྐྱེ་གི་མེད། ལག་པས་རེག་ནས་བརྟགས་ན་ཛྙོན་པ་ཡིན་པ་ཚོར་ཞིང་རུས་པ་མཉེན་མོ་ལྟ་བུའི་མཁྲིགས་པོར་གྱུར་ཡོད་པ་དང་། མངོན་གསལ་དོད་པའི་ན་ཟུག་གཏོང་གི་མེད། ཡིན་ནའང་）བསེ་མོག་གི་རྨ་ཁ་མཁྲིགས་པོའི་ནད་ཐོག་པ་འདྲ་པོ་མིན་པའི་དུས་ཀྱང་ཡོད་དེ། སྐབས་རེར་རྗེས་འབྱུང་རང་བཞིན་གྱི་འབུ་ཤྲ་འགོས་པའི་དབང་གིས་ན་ཟུག་གཏོང་བ་དང་། སྐྱི་པགས་མང་པོ་རྨ་ཁ་ཆགས་པ། སྐྱི་པགས་ཀྱི་རྨ་ཁ་ཆགས་ས་གཏིང་རིང་བ་དང་རྒྱ་ཆེ་བ། སྐྱི་པགས་ཀྱི་རྨ་ཁ་ཆགས་ས་ནས་རྣག་འདྲ་བ་ཐོན་པ། ལག་པས་རེག་ན་མཁྲིགས་པོ་ཆགས་མེད་

པའི་སྣང་ཚུལ་ཡང་མངོན་གྱི་ཡོད།

(2) སྣེ་ས་ཁྱུད་དམ་ཐེར་ཁུགས་དང་ནད་ཐོག་སའི་མཐའ་འཁོར་གྱི་རྨེན་བུ་སྐྲང་གི་ཡོད་དེ། གཞོགས་གཅིག་གམ་གཉིས་ཀ་སྐྲང་བ་དང་། ན་ཟུག་མི་གཏོང་བ། གཞོགས་གཉིས་དབར་ལ་འབྲེལ་བ་མེད་པ། མཁྲེགས་པོ་ཆགས་པ། རྣག་མེད་པའི་སྐྱི་པགས་ལ་རྨ་ཁ་ཆགས་པ་བཅས་བྱེད་ཀྱི་ཡོད་མོད། ཕྱི་ངོས་ཀྱི་པགས་པ་དམར་པོར་མི་འགྱུར་བ་དང་ཚ་བ་ཡང་རྒྱག་གི་མེད།

(གསུམ) དུས་རིམ་གཉིས་པའི་བསེ་མོག

1. རིམས་ནད་རིག་པའི་ལོ་རྒྱུས་ནས་བལྟས་ཚེ། ཕལ་ཆེ་བས་སྔུང་ཤུབས་མ་གྱོན་པར་ལུས་འབྲེལ་བྱས་སྒྱོང་བའམ། རང་ཉིད་དང་ལུས་འབྲེལ་བྱེད་མཁན་ལ་བསེ་མོག་འགོས་སྒྱོང་བ། མི་མང་པོ་དང་ལུས་འབྲེལ་བྱས་སྒྱོང་བ། ཁྲག (དུས་འགོའི་བསེ་མོག་འགོས་པའི་མིའི་ཁྲག་ཡིན་པ) བླུགས་སྒྱོང་བ། དུས་རིམ་དང་པོའི་བསེ་མོག་གི་ནད་རྟགས་ཐོན་སྒྱོང་བ་མ་ཟད་ན་ནས་ལོ་གཉིས་ཡན་སོང་བ་བཅས་རེད།

2.ནད་ཐོག་གི་མངོན་ཚུལ། (1)པགས་པར་གཏོར་སྐྱོན་གཏོང་གི་ཡོད་དེ། བཟོ་ལྟ་འདྲ་མིན་སྣ་ཚོགས་པ་མངོན་གྱི་ཡོད་པ་དང་། ཐོར་པ་སིབ་སིབ་དང་། ཟོ་ཐིག རྣག་འབྲུམ་སོགས་པགས་འབྲུམ་མང་པོ་ཐོན་གྱི་ཡོད། ལག་མཐིལ་དུ་ཟོ་ཐིག་དམར་ནག་དང་ཤུ་འདོར་རང་བཞིན་ཟོ་ཐིག་དོན་སླ་

ཞིང་། མཆན་མའི་ཕྱི་ངོས་དང་བཤང་སྒོའི་མཐའ་འཁོར་དུ་ རྣག་འབྲུམ་དང་ལེབ་སྐྲངས་རྣག་འཛེར་ཐོན་གྱི་ཡོད། པགས་པར་གཏོར་སྐྱོན་འདི་རིགས་བྱུང་བ་སྤྱིར་བཏང་རང་ཉིད་ཀྱིས་མི་ཚོར་ཞིང་ཟ་འཕྲུག་ལང་མཁན་ཡང་ཡོད། ཁ་སྨུག་ཏུ་གྱུ་ཐིག་ཐོན་པ་ཡོད། དུས་རིམ་གཉིས་པའི་བཞི་མོག་ནད་ལོག་བརྒྱབ་ཚེ་པགས་པར་གཏོར་སྐྱོན་བྱུང་བ་ཉུང་མོད། རྟག་ཏུ་ཨ་ལོང་དང་གཞུ་ལྟ་བུའི་བཟོ་ལྟ་ཁྱད་མཚར་བའི་ཐོར་པ་སྐྱེ་གི་ཡོད།

(2) ལུས་པོ་ཡོངས་ཀྱི་སྙིང་ངོས་རྨེན་མདུད་སྐྲང་གི་ཡོད་ཅིང་། ལག་པས་རེག་ཚེ་རྨེན་མདུད་སོ་སོར་གྱིས་ཡོད་པ་དང་། ན་ཟུག་མེད་པ། ཙུང་མཁྲེགས་ཙམ་ཡོད་པ་ཚོར་ཐུབ།

(3) བཞི་མོག་དབང་གིས་རུས་ཚིགས་ལ་གནོད་སྐྱོན་བྱུང་བ་དང་། མིག་ལ་སྐྱོན་བྱུང་བ། དབང་རྩའི་མ་ལག་ལ་ཞོར་སྐྱོན་ཡོང་བ་སོགས་བྱེད་ཀྱི་ཡོད།

(བཞི) དུས་རིམ་གསུམ་པའི་བཞི་མོག

1. རིམས་ནད་རིག་པའི་ལོ་རྒྱུས་ནས་བལྟས་ཚེ། ཕལ་ཆེ་བ་སྔུང་ཤྲུབས་མ་གྱོན་པར་ལུས་འབྲེལ་བྱས་མྱོང་བའམ། རང་ཉིད་དང་ལུས་འབྲེལ་བྱེད་མཁན་ལ་བཞི་མོག་འགོས་མྱོང་བ། མི་མང་པོ་དང་ལུས་འབྲེལ་བྱས་མྱོང་བ། དུས་རིམ་དང་པོའམ་གཉིས་པའི་བཞི་མོག་གི་ནད་རྟགས་ཐོན་མྱོང་ཡོད་པ་མ་ཟད་ན་ནས་ལོ་གཉིས་ཡན་སོང་བ་ཡིན།

2. ནད་ཐོག་གི་མངོན་ཚུལ།

(1) དུས་ཐེངས་གསུམ་པའི་པགས་པ་དང་སྤྱར་སྐྱིའི་བསེ་མོག ཆེས་རྒྱུན་མཐོང་གི་ནད་ཐོག་གི་མངོན་ཚུལ་ནི་ཤིང་སྤྲིན་ནང་བཞིན་སྣང་གི་ཡོད་དེ། མགོ་དང་། གདོང་དང་རྐང་ལག་ཏུ་མདུད་འབུར་འདྲ་བའི་བསེ་མོག་འབྲུམ་པ་ཐོན་པ་དང་། ཚོགས་ཆེན་ཉེ་འགྲམ་གྱི་ཉེ་ཚོགས་འབུར་འབུར་ཆགས་པ། པགས་པ་དང་ཁ་ནང་། ལྕེ། གྲི་བ་བཅས་ཤིང་སྤྲིན་ཇི་བཞིན་སྣང་བ། ཡ་རྐན་དང་ཁུང་ནང་གི་འབྲུར་སྐྱི་སྣངས་ནས་ཤིང་སྤྲིན་ལྟ་བུར་གྱུར་ལ་རྐན་དང་སྣ་ཁུང་གི་བར་གསེང་རྡོལ་བ་དང་རྣ་ལེབ་ཆགས་ཀྱི་ཡོད།

(2) རུས་པའི་བསེ་མོག ཕལ་ཆེ་བ་རུས་སྐྱིར་གནད་ཁ་རྒྱས་ཀྱི་ཡོད། དེ་མིན་རྐང་མར་དང་རུས་པར་གནད་ཁ་རྒྱས་པའང་ཡོད།

(3) ནང་ཁྲོལ་གྱི་བསེ་མོག མཆིན་པ་དང་། ཕོ་བ། མིད་པ། གློག་འབྲས་དང་ཟུངས་ཁྲག་སྐྱེ་བའི་མ་ལག་སོགས་ལ་གནོད་འཚེ་བཟོ་གི་ཡོད།

(4) མིག་གི་བསེ་མོག མིག་སྣངས་ཏེ་ཤིང་སྤྲིན་ལྟ་བུར་འགྱུར་བ་ནི་སྐབས་དེའི་ནད་ཀྱི་ཁྱད་ཆོས་དམིགས་བསལ་ཅན་ཞིག་རེད། དེའི་རྐྱེན་གྱིས་མིག་ནང་གི་དྲ་སྐྱིར་སོགས་ལ་གནད་ཁ་རྒྱས་ཀྱི་ཡོད། དེ་མིན་མིག་སྐྱིར་ཡང་གནད་ཁ་སོགས་རྒྱས་སྲིད་ལ། མིག་ལོང་བ་ཡང་ཡོང་གི་ཡོད།

(5) དབང་རྩའི་བསེ་མོག ཀླད་རྒྱུངས་སྐྱི་མོའི་དབང་རྩའི་བསེ་མོག (མགོ་ན་བ་དང་སྐྱུགས་པ། མཛེང་པ་རེངས་པ་སོགས་ཡོང་གི་ཡོད) དང་། ཀླད་སྐྱིའི་ཁྲག་རྩའི་བསེ་མོག (འགགས་པའི་རང་བཞིན་གྱི་ཀླད་པའི་ཁྲག་རྩའི་རྟགས་

འདུས་བྱུང་བ་དཔེར་ན། ལུས་ཀྱི་གཞོགས་གཅིག་ལ་གྲིབ་སྙོན་ཐོག་པ་དང་ཁ་གྲག་མི་ཐུབ་པ། བརྒྱལ་གཟེར་བརྒྱབ་པ་སོགས་ཡོང་གི་ཡོད) སོགས་སུ་འགྱུར་གྱི་ཡོད་ལ། ནད་རྟགས་མེད་པའི་དབང་རྩའི་བསེ་མོག་ཏུ་འགྱུར་གྱི་ཡོད་དེ། དབང་རྩའི་ཐད་ཀྱི་ནད་རྟགས་དང་ཁྱད་ཆོས་ཅི་ཡང་མེད་མོད། དྭངས་ཁྲག་རིག་པའི་བརྟག་དཔྱད་བྱེད་སྐབས་གདགས་གཞིས་མངོན་པ་དང་ཀླད་རྩ་རྒྱུན་ལྡན་མིན་པའི་སྣང་ཚུལ་རྟོགས་ཐུབ་ཀྱི་ཡོད།（རྒྱུན་དུ་ཀླད་ཆུར་བསེ་མོག་འགོས་ཡོད་མེད་ཀྱི་བརྟག་དཔྱད་བྱེད་ཀྱི་ཡོད）

（6）སྙིང་ཁམས་ཁྲག་རྩའི་བསེ་མོག བསེ་མོག་གིས་སྙིང་ཁམས་ཁྲག་རྩའི་མ་ལག་ལ་གནོད་འཚེ་གཏོང་བར་སྐྱིར་བཏང་ལོ་བཅོ་ལྔ་ནས་སུམ་བཅུ་བར་ནད་རྟགས་མི་མངོན་པའི་དུས་ཡུན་དགོས་ཀྱི་ཡོད། འཕར་རྩར་གཉན་ཚད་དང་ཤ་སྐྲན་སོགས་ཀྱི་ནད་འགྱུར་ཐོན་གྱི་ཡོད།

（ལྔ）ནད་རྟགས་མེད་པའི་བསེ་མོག

1. རིམས་ནད་རིག་པའི་ལོ་རྒྱུས་ནས་བལྟས་ཚེ། （1）ཕལ་ཆེ་བས་སྲུང་ཤུབས་མི་གྱོན་པར་ལུས་འབྲེལ་བྱས་མྱོང་བའམ། རང་ཉིད་དང་ལུས་འབྲེལ་བྱེད་མཁན་ལ་བསེ་མོག་འགོས་མྱོང་བ། མི་མང་པོ་དང་ལུས་འབྲེལ་བྱས་མྱོང་བ་ཡིན་པ། （2）དུས་འགོའི་ནད་རྟགས་མེད་པ་བསེ་མོག་འགོས་པའི་ནད་པ་ཡིན་ན། ཉེ་བའི་ལོ་གཉིས་ཀྱི་ནང་དུ་གཤམ་གྱི་གནས་ཚུལ་འགའ་ཡོད་དེ། a. ལོ་གཉིས་ཀྱི་གོང་དུ་སྲུང་ཤུབས་སོགས་མ་གྱོན་པར་ལུས་འབྲེལ་བྱས་མྱོང་མེད་

པ། b. དུས་རིམ་དང་པོ་དང་གཉིས་པའི་བསེ་མོག་དང་འཚམ་པའི་ནད་རྟགས་ཐོན་ཡོད་མོད། སྐབས་དེར་བརྟག་དཔྱད་དམ་བཏང་ཤ་གཅོད་པ་དང་སྨན་བཅོས་བྱེད་ཐུབ་མེད་པ། c. རང་ཉིད་དང་ལུས་འབྲེལ་བྱེད་མཁན་ལ་བསེ་མོག་འགོས་སྲོང་བ། （3）དུས་མཇུག་གི་ནད་རྟགས་མེད་པ་བསེ་མོག་འགོས་པའི་ནད་པ་ཡིན་ན། བསེ་མོག་འགོས་ནས་དུས་ཡུན་ལོ་གཉིས་ཡན་སོང་བ་ཡིན་ཞིང་། བསེ་མོག་འགོས་པའི་དུས་ཚོད་གཏན་འཁེལ་མི་ཐུབ་པའི་ནད་པ་ཡང་དུས་མཇུག་གི་ནད་རྟགས་མེད་པའི་བསེ་མོག་འགོས་པའི་ནད་པར་བརྩི་ཡི་ཡོད། （4）སྔོན་ཆད་བསེ་མོག་འགོས་པ་གཏན་འཁེལ་དང་སྨན་བཅོས་བྱས་པའི་ལོ་རྒྱུས་གསལ་པོ་མེད་མཁན་ཡིན་པ་བཅས་སོ། །

2. ནད་ཐོག་གི་མངོན་ཚུལ། བསེ་མོག་དང་འབྲེལ་བའི་ནད་ཐོག་གི་མངོན་ཚུལ་ཅི་ཡང་མེད།

（དྲུག）སྦྲུམ་བུར་བསེ་མོག་འགོས་པ། （ལྷན་སྐྱེས་ཀྱི་བསེ་མོག་ཀྱང་ཟེར）

1. རིམས་ནད་རིག་པའི་ལོ་རྒྱུས་ནས་བལྟས་ཚེ། ཨ་མ་ནི་བསེ་མོག་ནད་པ་ཡིན་པ།

2.ནད་ཐོག་གི་མངོན་ཚུལ། （1）དུས་འགོའི་སྦྲུམ་བུར་བསེ་མོག་འགོས་པ་ནི། ལོ་གཉིས་ཀྱི་ནང་ཚུན་དུ་ནད་རྟགས་ཐོན་གྱི་ཡོད་ཅིང་། སྨན་བཅོས་ཀྱི་ལག་ལེན་དུ་ནད་རྟགས་གཙོ་བོ་ནི་ཤ་སྐམ་དུ་འགྲོ་གི་ཡོད་པ་དང་དུས་རིམ་

གཉིས་པའི་བཞི་མོག་འགོས་པ་དང་འདྲ་པོ་ཡོད། ལུས་པོའི་པགས་པར་རྒྱུན་དུ་ཆུ་འབྲུམ་དང་། ཆུ་བུར་ཆེན་པོ། དམར་ཐིག དེའུ་འབྲུམ། ལེབ་སྐྲོམས་རྣབ་མཛེར་སོགས་ཐོན་གྱི་ཡོད་པ་དང་། ཁ་སྨུག་དང་བཤང་སྒོའི་མཐའ་འཁོར་དུ་སེར་ཁ་གས་ནས་དྲག་སྐྱིད་བྱུང་རྗེས་ཟེར་མདངས་འཛག་བ་ལྷ་བུའི་རྨ་ཤུལ་ལུས་ཀྱི་ཡོད། བཞི་མོག་གི་རྐྱེན་བྱས་པའི་སྣའི་གཉན་ཚད་དང་མིད་པའི་གཉན་ཚད་རྒྱས་ཀྱི་ཡོད། རྐང་མར་ལ་གཉན་ཚད་དང་རུས་པའི་ཞྭམ་རུས་ཀྱི་གཉན་ཚད། རུས་སྐྱིའི་གཉན་ཚད་བཅས་རྒྱས་ཀྱི་ཡོད། ལུས་པོ་ཡོངས་ཀྱི་རྨེན་བུ་དང་། མཆིན་པ། མཚེར་པ་སྐྲང་གི་ཡོད་པ། ཟུངས་ཁྲག་ཉམས་པ་སོགས་ཡོང་གི་ཡོད།

(2) དུས་མཇུག་གི་སྨྲུམ་བུར་བཞི་མོག་འགོས་པ་ནི། ལོ་གཉིས་ཀྱི་རྗེས་སུ་ན་ཚ་ལང་གི་ཡོད། ཕལ་ཆེར་80%ནི་དུས་འགོའི་ལྷན་སྐྱེས་བཞི་མོག་འགོས་པ་མི་ཤེས་པར་འཕེལ་ནས་བྱུང་བ་ཞིག་ཡིན་ཞིང་། འདི་ནི་དུས་རིམ་གསུམ་པའི་བཞི་མོག་འགོས་པ་དང་འདྲའོ། །མཐོང་སྐྱིའི་གཉན་ཚད་དང་། དབང་རྩའི་རང་བཞིན་གྱི་རྣ་འོན་པ། སྣ་བའམ་རྐན་དུ་ཤིང་སྒྲིན་ལྟ་བུ་གྱུར་ནས་སྐྲངས་པ་སོགས་བྱེད་ཀྱི་ཡོད་པའམ། ཡང་ན་དཔྲལ་བ་འབུར་དུ་ཐོན་པ་དང་། རྣ་ལེབ་ཏུ་འགྱུར་བ། ཁ་ཡི་མཐའ་རུ་ཟེར་མདངས་འཛག་བ་ལྷ་བུའི་སེར་ག་གས་པའི་རྨ་ཤུལ་ལུས་ཀྱི་ཡོད།

(3) སྨྲུམ་བུར་ནད་རྟགས་མེད་པའི་བཞི་མོག་འགོས་པ་ནི། སྨན་བཅོས་མ་བྱས་པ་དང་། ནད་ཐོག་ལག་ལེན་དུ་ནད་རྟགས་མེད་པ། བཞི་མོག་གི་

དྭངས་ཁྲག་རིག་པའི་བརྟག་དཔྱད་བྱེད་སྐབས་གདགས་གཤིས་ཡིན་པ། ཀླད་ཆུའི་བརྟག་དཔྱད་བྱས་འབྲས་རྒྱུན་ལྡན་བཅས་ཡིན་ཞིང་། ལོ་གཉིས་ལས་ཟིན་མེད་མཁན་ཡིན་ན་སྨྲུམ་བུར་དུས་འགོའི་ནད་རྟགས་མེད་པ་བཞི་མོག་འགོས་པ་ཟེར་བ་དང་། ལོ་གཉིས་ཡན་ཡིན་ན་སྨྲུམ་བུར་དུས་མཇུག་གི་ནད་རྟགས་མེད་པ་བཞི་མོག་འགོས་པ་ཟེར།

དྲི་བ། བཞི་མོག་འགོས་པ་ཡིན་ན་སྨྲུམ་བུར་སྐྱོན་གང་ཡོད་དམ། མ་བུའི་དབར་བཞི་མོག་མི་འགོ་བ་ཇི་ལྟར་བྱེད་དགོས།

སྨྲུམ་མར་བཞི་མོག་འགོས་ཡོད་ཚེ་བཞི་མོག་སྨྲུམ་བུར་འགོ་སྲིད་ལ། བཞི་མོག་འགོས་པའི་དབང་གིས་མངལ་ཤོར་བ་དང་སྐྱེས་ཟླ་མ་ཤར་གོང་ནས་བཙའ་བ། གྲོངས་པའི་སྨྲུམ་བུ་བཙའ་བ། ལྷན་སྐྱེས་ཀྱི་བཞི་མོག་འགོས་པ་སོགས་སྤྱི་དང་། ཡང་སྙོས་སུ་ལྷན་སྐྱེས་ཀྱི་བཞི་མོག་འགོས་པའི་བྱིས་པ་བཙས་པ་ཡིན་ན། ཕྲུ་གུའི་པགས་པ་དང་། འབྱུར་སྐྱི། མིག རྣ་བ། དབང་རྩའི་མ་ལག་བཅས་ལ་གནོད་སྐྱོན་ཚབས་ཆེན་གཏོང་གི་ཡོད་པས། མི་རབས་རྗེས་མའི་བདེ་ཐང་ལ་གནོད་འཚེ་ཚབས་ཆེན་བཟོ་གི་ཡོད།

དེས་ན། ཆང་ས་མ་བརྒྱབ་གོང་དང་ཕྲུ་གུ་མ་སྐྱེས་གོང་ལ་བཞི་མོག་བརྟག་དཔྱད་བྱེད་དུ་སྐྱོད་དགོས་ལ། སྨྲུམ་མས་སྔ་ཙམ་ནས་བཞི་མོག་འགོས་ཡོད་མེད་རྟོགས་པར་བྱེད་དགོས་ཤིང་། གལ་ཏེ་འགོས་ཡོད་ན་འཕྲལ་དུ་སྨན་བཅོས་བྱས་ཚེ་ལྷན་སྐྱེས་ཀྱི་བཞི་མོག་སྔོན་འགོག་བྱེད་ཐུབ། སྨྲུམ་མས་མངལ་འཁོར་རྗེས་ཀྱི་

ཟླ་གསུམ་གྱི་ནང་ཚུན་དུ་བཞི་མོག་གི་བརྟག་དཔྱད་བྱེད་པར་སོང་ནས། དུས་ཐོག་ཏུ་བཞི་མོག་འགོས་ཡོད་མེད་ཤེས་པར་བྱེད་དགོས། བཞི་མོག་འགོས་པའི་སྦྲུམ་མས་འཕྲལ་དུ་སྨན་བཅོས་ཚད་ལྡན་དང་ཕྲུ་གུ་འཁོར་སྐབས་ཀྱི་ངེས་བྱ་དང་དུ་བླངས་ཏེ། ཕྲུ་གུ་དམར་འབྱར་ལ་ལྷན་སྐྱེས་ཀྱི་བཞི་མོག་མི་འགོ་བར་བྱེད་དགོས། བཞི་མོག་འགོས་པའི་སྦྲུམ་མས་སྨན་པའི་མཇུབ་སྟོན་འོག་ཕྲུ་གུ་གསོ་སྐྱོང་འོས་འཚམ་འདེམས་དགོས།

དྲུག སྨན་བཅོས་བྱ་ཐབས།

1. སྨན་བཅོས་ཀྱི་རྩ་དོན། སྔ་ཙམ་བརྟག་དཔྱད་དང་། སྔ་ཙམ་སྨན་བཅོས། བཅོས་ཡུན་ཚད་མཐུན། སྨན་གྱི་སྦྱོར་ཚད་འདང་ངེས་བཅས་ཡོང་བར་བྱེད་དགོས་པ་དང་། སྨན་བཅོས་བྱས་རྗེས་དུས་བཀག་ལྟར་སྨན་བཅོས་ཀྱི་ལག་ལེན་དང་ཚོད་ལྟ་ཁང་དུ་བརྟག་དཔྱད་བྱེད་པར་སྐྱོད་དགོས། རང་ཉིད་དང་ལུས་འབྲེལ་བྱེད་མཁན་གྱིས་ཀྱང་མཉམ་དུ་བརྟག་དཔྱད་དང་སྨན་བཅོས་བྱེད་དགོས། དུས་འགོའི་བཞི་མོག་ནི་སྨན་བཅོས་ཡག་པོ་བྱས་ན་ཐད་དེ་དྲག་སྐྱིད་ཐུབ་ནས་འགོས་ནད་མེད་པར་བཟོ་ཐུབ། དུས་མཇུག་གི་བཞི་མོག་སྨན་བཅོས་བྱས་ན་ཤུང་གྲུབ་ནང་གི་གཉན་ཚད་འཇོམས་ཐུབ་མོད། འོན་ཀྱང་གནོད་འཚེ་ཐོག་པའི་ཤུང་གྲུབ་སླར་གསོ་བྱེད་དཀའོ། །

ཚིང་མེ་སུའུ་དཔེར་ན། ཚ་སྨན་ཚིང་མེ་སུའུ་དང་། ཕུ་རོ་ཁིན་ཚིང་མེ་

སུའུ། པེན་ཤིང་ཚིང་མེ་སུའུ་སོགས་ནི་དུས་རིམ་མི་འདྲ་བའི་བསེ་མོག་གི་ཐོག་མར་སྤྱོད་པའི་སྨན་སྦྱོར་ཡག་ཤོས་དེ་རེད། གལ་ཏེ་ཚིང་མེ་སུའུ་མི་འཐྲོད་མཁན་ཡིན་ཚེ། དམར་ནྲམ་རྒྱུ་སོགས་འདེམས་དགོས། བསེ་མོག་སྨན་བཅོས་བྱས་རྗེས། ལོ་དང་པོར་ཟླ་གསུམ་རེར་ཉྭངས་ཁྲག་ལ་བརྟག་དཔྱད་ཐེངས་རེ་བྱེད་དགོས་པ་དང་། དེ་རྗེས་ཀྱི་ཟླ་དྲུག་རེར་ཐེངས་རེ་བྱེད་དགོས་ཤིང་། ཁྱོན་ལོ་གསུམ་རིང་བརྟག་དཔྱད་བྱེད་པར་སྐྱོད་དགོས། གལ་ཏེ་དབང་རྩའི་བསེ་མོག་དང་སྙིང་ཁམས་ཁྲག་རྩའི་བསེ་མོག་ཐོག་མཁན་ཡིན་ན་ཚེ་གང་དགོས་མཁོ་ལྟར་ནྲོ་འདྲི་དང་བརྟག་དཔྱད་བྱེད་པར་སྐྱོད་དགོས།

2. དུས་འགོའི་བསེ་མོག （དུས་ཐེངས་དང་པོ་དང་དུས་ཐེངས་གཉིས་པའི་བསེ་མོག་དང་དུས་འགོའི་ནད་རྟགས་མེད་པའི་བསེ་མོག་ཚུད་པ） འགོས་པར།

（1） ཚིང་མེ་སུའུ་ཡི་བཅོས་ཐབས་ཏེ། རྐུབ་ཀྱི་ཤ་གནད་ལ་པེན་ཤིང་ཚིང་མེ་སུའུ་G （དེ་ལ་ཕན་ནུས་རིང་བའི་ཚིང་མེ་སུའུ་ཡང་ཟེར） ཡི་སྨན་ཁབ་རྒྱག་དགོས་པ་དང་། གཟའ་འཁོར་རེར་ཐེངས་རེར་དང་བསྡོམས་ཐེངས་གཉིས་ནས་གསུམ་བར་རྒྱག་དགོས། ཡང་ན་ཕ་རོ་ཁིན་ཚིང་མེ་སུའུ་Gཡི་སྨན་ཁབ་རྒྱག་དགོས། དེའི་ཚད་གཞི་ནི་ཉིན་བཅུ་ནས་བཅོ་ལྔ་བསྟུད་མར་རྒྱག་དགོས་པ་དང་། ཁྱོན་བསྡོམས་ཁྲི་800uནས་1200uབར་རྒྱག་དགོས།

（2） ཚིང་མེ་སུའུ་མི་འཐྲོད་མཁན་ཡིན་ཚེ། ཉིན་བཅོ་ལྔ་བསྟུད་མར་ཚྭ་སྐྱུར་གྱི་སི་ཏན་སུའུ་ཟ་བ་དང་། ཉིན་བཅོ་ལྔ་བསྟུད་མར་ཤུགས་དྲག་ཆེ་བའི་ནྲམ་

རྒྱུ་ཟ་དགོས།

3. དུས་མཇུག་གི་བསེ་མོག（ དུས་ཐེངས་གསུམ་པའི་པགས་པ་དང་འབྱུར་སྐྲི། ཉུས་པའི་བསེ་མོག དུས་མཇུག་གི་ནད་རྟགས་མེད་པའི་བསེ་མོག་བཅས་དང་དུས་ཐེངས་གཉིས་པའི་ནད་ལོག་བརྒྱབ་པའི་བསེ་མོག་ཚུད་ཡོད）འགོས་པར།

（1）ཆིང་མེ་སུའུ་རྒྱག་དགོས། པེན་ཤིང་ཆིང་མེ་སུའུ་Gཡི་སྨན་ཁབ་ཡིན་ཚེ་གཟའ་འཁོར་རེར་ཐེངས་རེ་རྒྱག་དགོས་པ་དང་བསྡོམས་ཐེངས་གསུམ་རྒྱག་དགོས། ཕུ་རོ་ཁིན་ཆིང་མེ་སུའུ་Gཡི་སྨན་ཁབ་ཡིན་ཚེ་ཉིན་ཉི་ཤུ་བསྟུད་མར་རྒྱག་དགོས། དེ་ནས་གཟའ་འཁོར་གཉིས་བར་མཚམས་བཞག་ནས་ཡང་བསྐྱར་སྨན་བཅོས་ཐེངས་གཅིག་བྱས་ན་འགྲིག

（2）ཆིང་མེ་སུའུ་མི་འཕྲོད་མཁན་ཡིན་ཚེ། ཉིན་སུམ་བཅུ་བསྟུད་མར་ཚ་སྐྱུར་སི་ཏན་སུའུ་ཟ་བ་དང་། ཉིན་སུམ་བཅུ་བསྟུད་མར་ཤུགས་དྲག་ཆེ་བའི་ភྲམ་རྒྱུ་ཟ་དགོས།

4. དབང་རྩའི་བསེ་མོག་འགོས་པར།

སྨན་ཁང་དུ་བསྡད་ནས་སྨན་བཅོས་བྱེད་དགོས་ཤིང་། དོས་དྲག་གི་སྨན་ནད་མི་རྒྱག་པའི་ཆེད་དུ། ཆིང་མེ་སུའུ་ཡི་སྨན་ཁབ་མ་བརྒྱབ་གོང་སྐྱུལ་རྩི་ཆང་ཏི་སུང་ཟ་དགོས་པ་དང་། ཉིན་རེར་ཐེངས་རེ་དང་ཉིན་གསུམ་ལ་བསྟུད་མར་ཟ་དགོས།

（1） ཉིན་བཅུ་བཞི་བསྟུད་མར་ སྔོད་རྩར་ཚིང་མེ་སུའུ་Gཡི་སྨན་ཆུ་བླུག་དགོས།

（2） ཕྱུ་རོ་ཁིན་ཚིང་མེ་སུའུ་Gཡི་སྨན་ཁབ་རྒྱག་དགོས་པ་དང་དུས་མཚུངས་སུ་ཉིན་བཅུ་ནས་བཅུ་བཞིའི་པིང་རྫོན་སུའུ་ག་པ་ཟ་དགོས།

གོང་གི་སྨན་བཅོས་བྱས་རྗེས། གཟའ་འཁོར་རེར་ཐེངས་རེ་བྱས་ཏེ་གཟའ་འཁོར་གསུམ་བསྟུད་མར་པེན་ཤིང་ཚིང་མེ་སུའུ་Gཡི་སྨན་ཁབ་རྒྱག་དགོས།

5. མངལ་འཁོར་སྐབས་བསེ་མོག་འགོས་པར།

ནད་དུས་དང་མཐུན་པའི་བསེ་མོག་སྨན་བཅོས་བྱེད་ཐབས་ལྟར་སྨན་བཅོས་བྱེད་དགོས་ཤིང་། དེ་ཡང་མངལ་འཁོར་ནས་ཟླ་གསུམ་ལས་ཕྱིན་མེད་ཚེ། བཅོས་ཡུན་གཅིག་གི་སྨན་བཅོས་བྱ་ཐབས་སྤྱོད་དགོས་པ་དང་། དེ་བཞིན་ཕྲུ་གུ་སྐྱེ་གྲབས་ཡོད་པའི་ཟླ་གསུམ་གྱི་ནང་དུའང་བཅོས་ཡུན་གཅིག་གི་སྨན་བཅོས་བྱ་ཐབས་སྤྱོད་དགོས། ཚིང་མེ་སུའུ་མི་འགྲོད་མཁན་ཡིན་ན། དམར་རྨམ་རྒྱུ་ཡིས་བཅོས་དགོས་ཏེ། གལ་ཏེ་དུས་འགོའི་བསེ་མོག་ཡིན་ན། སྨན་ཉིན་བཅོ་ལྔ་བསྟུད་མར་ཟ་དགོས། དུས་རིམ་གཉིས་པའི་བསེ་མོག་ནད་ལོག་བརྒྱབ་པའམ་དུས་མཇུག་གི་བསེ་མོག་ཡིན་ན། སྨན་ཉིན་སུམ་བཅུ་བསྟུད་མར་ཟ་དགོས། སྦྲུམ་མར་སྐྱེས་པའི་ཕྲུ་གུར་ཚིང་མེ་སུའུ་ཡིས་ཁ་གསབ་སྨན་བཅོས་བྱེད་དགོས།

6. སྦྲུམ་བུར་བསེ་མོག （ལྷན་སྐྱེས་ཀྱི་བསེ་མོག） འགོས་པར།

དུས་འགོའི་ལྷན་སྐྱེས་བསེ་མོག (ཕོ་གཉིས་ནང་ཚུད) འགོས་པའི་ཟླད་ཆུ་རྒྱུན་ལྡན་མིན་པའི་ནད་པ་ཡིན་ན། ཆུ་སྨན་ཆིང་མེ་སུའུ་Gཡང་ན་ཕུ་རོ་ཁིན་ཆིང་མེ་སུའུ་Gཡིས་སྨན་བཅོས་བྱེད་དགོས་ཏེ། ཞིབ་ཕྲ་སྨན་པའི་བཀའ་བཞིན་བསྟེན་དགོས། ཟླད་ཆུ་རྒྱུན་ལྡན་ཡིན་ན། རྐུབ་ཀྱི་ཤ་གནད་ལ་པེན་ཤིང་ཆིང་མེ་སུའུ་Gཀྱི་སྨན་ཁབ་ཐེངས་གཅིག་རྒྱག་དགོས། གལ་ཏེ་ཟླད་ཆུ་བརྟག་དཔྱད་བྱེད་པའི་ཆ་རྐྱེན་མེད་ན། ཟླད་ཆུ་རྒྱུན་ལྡན་མིན་པའི་ནད་པར་སྨན་བཅོས་བྱེད་པ་ནང་བཞིན་བྱས་ན་འགྲིག་གི་ཡོད།

7. སྨྲུམ་མར་བསེ་མོག་འགོས་པར།

(1) བསེ་མོག་འགོས་སྲོང་བའི་ཚང་ས་བརྒྱབ་པའི་བུད་མེད་ཀྱིས་མངལ་མ་འཁོར་གོང་ངེས་པར་དུ་བསེ་མོག་གི་བརྟག་དཔྱད་བྱེད་དགོས་པ་དང་། མི་གང་བྱུང་དང་ལུས་འབྲེལ་བྱས་སྲོང་བའམ་ཡང་ན་དེ་སྔ་བསེ་མོག་འགོས་སྲོང་པའི་བུད་མེད་ཡིན་ན། མངལ་མ་འཁོར་གོང་དུ་སྨན་ཁང་ཚད་ལྡན་དུ་སོང་སྟེ་ཕྱོགས་ཡོངས་ནས་བསེ་མོག་གི་བརྟག་དཔྱད་བྱེད་དགོས། བསེ་མོག་བཅོས་ཐིན་ཞིང་བསེ་མོག་གི་ནད་རྟགས་མངོན་གསལ་མེད་པའི་གཉེན་སྒྲིག་བྱས་ཟིན་པའི་བུད་མེད་ཀྱིས་ཀྱང་བསེ་མོག་དྲག་སྐྱིད་བྱུང་བ་གཏན་འཁེལ་བྱུང་རྗེས། གཞི་ནས་མངལ་འཁོར་ཆོག་གི་ཡོད།

(2) མངལ་འཁོར་བའི་དུས་ཀྱི་བསེ་མོག་བརྟག་དཔྱད་དང་སྨན་བཅོས་འདི་ལྟར་བྱེད་དགོས་ཏེ། མངལ་འཁོར་ནས་ཟླ་གསུམ་ལས་ཕྱིན་མེད་པ་དང་ཕྲུ་གུ་སྐྱེ་

གྲབས་ཡོད་པའི་ཟླ་གསུམ་གྱི་རིང་བསེ་མོག་གི་དྭངས་ཁྲག་རིག་པའི་བརྟག་དཔྱད་བྱེད་དགོས། གལ་ཏེ་བསེ་མོག་འགོས་ཡོད་པ་ཤེས་ཚེ། སྨན་བཅོས་ཚད་ལྡན་བྱས་ནས་སྦྲུམ་བུར་བསེ་མོག་འགོ་བའི་ཉེན་ཁ་ཇེ་ཉུང་དུ་གཏོང་དགོས།

8. བསེ་མོག་སྨན་བཅོས་བྱེད་སྐབས་ཀྱི་བཟའ་བཏུང་སྲུང་སྐྱང་།

བསེ་མོག་ཕོག་རྗེས་ཀྱི་བཟའ་བཏུང་ནད་གཞན་དག་འགོས་པ་དང་འདྲ་བས། འཚོ་རྒྱུ་ཕུན་སུམ་ཚོགས་པའི་སྔོ་ཚལ་དང་ཤིང་འབྲས་སོས་པ་ཟ་དགོས་པ་དང་། ཞག་ཚི་མང་བའི་ཟས་ཉུང་ཙམ་ཟ་དགོས། ཁ་ཚ་བའི་ཟས་རིགས་ཟ་རྒྱུ་མེད། དེ་བཞིན་ཐ་མག་དང་ཆང་རག་སྤོང་དགོས་པ་དང་། ཆུ་མང་ཙམ་འཐུང་དགོས། དེ་ལྟར་བྱས་ན། ལུས་པོའི་ནང་གི་བསེ་མོག་གི་དུག་རྒྱུ་ཕྱིར་འབུད་པར་ཕན་པ་ཡོད་དོ། །

བདུན། རྗེས་འབྲས་སྔོན་དཔག

བསེ་མོག་འགོས་པའི་ནད་པར་གོ་རིམ་ལྡན་པའི་སྒོ་ནས་སྨན་བཅོས་ཚད་ལྡན་བྱས་རྗེས། དྲག་སྐྱིད་བྱུང་ཡོད་མེད་ཇི་ལྟར་ལྟ་དགོས་སམ་ཞེ་ན། དེ་ཡང་རྟག་ཏུ་བསེ་མོག་དྭངས་ཁྲག་རིག་པའི་བརྟག་དཔྱད་ལ་བརྟེན་ནས་ལྟ་དགོས་ཤིང་། སྨན་ཁང་ཆེ་གྲས་ཁག་གིས་རྒྱུན་དུ་RPRདང་TRUSTསྤྱོད་ཀྱི་ཡོད། RPRདང་TRUSTནི་བསེ་མོག་གི་དུང་འཁྱིལ་ཕྲ་སྲིན་མིན་པར་དྭངས་ཁྲག་རིག་པའི་བརྟག་དཔྱད་བྱེད་པ་ཞིག་ཡིན་ཞིང་། རྟག་ཏུ་སྨན་བཅོས་ཀྱི་ཕན་འབྲས་

ཡག་ཉེས་ལྟ་བར་སྐྱོད་ཀྱི་ཡོད།

ངོ་སྤྲོད་བྱེད་དགོས་པ་ཞིག་ལ། བསེ་མོག་དུང་འཁྱིལ་ཕྲ་སྲིན་གྱི་དྭངས་ཁྲག་རིག་པའི་བརྟག་དཔྱད་བྱེད་པ་དཔེར་ན། བསེ་མོག་དུང་འཁྱིལ་ཕྲ་སྲིན་གྱི་རྡོག་པོ་འགྲིལ་བའི་བརྟག་དཔྱད་(TPPA)ནི་དྭངས་ཁྲག་ནང་གི་བསེ་མོག་དུང་འཁྱིལ་ཕྲ་སྲིན་གྱི་འགོག་རྫས་དམིགས་བསལ་ཅན་ལ་ཞིབ་དཔྱད་བྱེད་ཀྱི་ཡོད་པས། བརྟག་དཔྱད་འབྲས་བུ་དེ་ཙུང་གནད་ལ་འཁེལ་པོ་ཡོད། གལ་ཏེ་གདགས་གཤིས་ཡིན་པ་མངོན་ན། སྨན་བཅོས་བྱེད་མྱོང་ཡོད་མེད་དང་ནད་རྟགས་ཡོད་མེད་གང་ཡིན་རུང་། ཕྱིར་བཏང་ཚེ་གང་པོར་གདགས་གཤིས་སུ་མངོན་ཞིང་། དེའི་གར་ཚད་དང་བསེ་མོག་གི་ནད་རྟགས་མངོན་མི་མངོན་དབར་འབྲེལ་བ་མེད་པས། བསེ་མོག་ཐོག་པ་གཏན་འཁེལ་བྱེད་ཐུབ་པ་ཁོ་ན་ལས། སྨན་བཅོས་ཀྱི་ནུས་པར་གདེང་འཇོག་དང་བསེ་མོག་ནད་ལོག་བརྒྱབ་མིན་ནམ་ཡང་བསྐྱར་འགོས་མིན་གྱི་གཞི་འཛིན་སར་བྱ་མི་རུང་།

བསེ་མོག་ཐོག་པ་གཏན་འཁེལ་བྱུང་བ་ཡིན་ཕྱིན། སྨན་བཅོས་མ་བྱས་སྔོན་ལ་RPRགྲངས་འབོར་གཏན་འཁེལ་གྱི་བརྟག་དཔྱད་བྱེད་དགོས། གྲངས་འབོར་གཏན་འཁེལ་གྱི་བརྟག་དཔྱད་ཐེངས་གཉིས་ཀྱི་གར་ཚད་ཀྱི་འགྱུར་ལྡོག་ལ་ཧ་བག་གར་ཚད་ཏུའུ་གཉིས་ཡན་བྱུང་ཚེ། གར་ཚད་དེ་1:32ནས་1:8པར་ཆག་པ་ཡིན་ན་གཞི་ནས་གར་ཚད་མར་ཆག་པ་གཏན་འཁེལ་བྱ་ཆོག བསེ་མོག་ཐོག་པའི་ནད་པར་སྨན་བཅོས་ཚད་ལྡན་བྱས་རྗེས། ཟླ་གསུམ་རེར་RPRབརྟག་དཔྱད་བྱེད་སྐྱོར་

རྒྱུག་དགོས་པ་དང་། ལོ་ཕྱེད་སོང་རྗེས་ལོ་ཕྱེད་རེར་RPRབརྟག་དཔྱད་ཐེངས་རེ་བྱེད་དགོས། ད་དུང་ལོ་གཉིས་ནས་གསུམ་རིང་གློ་འདྲི་དང་བརྟག་དཔྱད་བྱེད་པར་སྐྱོད་དགོས་ལ། ད་ལྟ་དང་དེ་སྔོན་གྱི་ཐེངས་འགའ་ཤས་ཀྱི་RPRཡི་གྲངས་ཚད་ལ་འགྱུར་ལྡོག་གང་བྱུང་ཡོད་མེད་ལ་ལྟ་ཞིབ་བྱེད་དགོས། སྨན་བཅོས་བྱས་རྗེས་ཀྱི་ཟླ་གསུམ་ནས་དྲུག་གི་ནང་ཙམ་དུ། གྲངས་ཚད་ལྷབ་བཞི་ཡན་མར་ཆག་ན། དེས་སྨན་བཅོས་ལ་ཕན་ནུས་ཐོན་པ་གསལ་བཤད་བྱེད་ཀྱི་ཡོད། གྲངས་ཚད་རྒྱུན་མཐུད་མར་ཆག་པ་ཙམ་མ་ཟད་སྲིབས་གཤིས་སུ་འགྱུར་གྱི་ཡོད་ཅིང་། གལ་ཏེ་ཐེངས་གསུམ་ནས་བཞི་བར་བསྟུད་མར་བརྟག་དཔྱད་བྱས་འབྲས་ཚང་མ་སྲིབས་གཤིས་ཡིན་ན། ནད་པ་དེའི་བསེ་མོག་སྨན་བཅོས་ལག་ལེན་དུ་དྲག་སྐྱེད་སོང་བར་ངོས་འཛིན་བྱེད་ཆོག

བསེ་མོག་ནད་པར་སྨན་བཅོས་བྱས་རྗེས། དེའི་དྭངས་ཁྲག་ལ་ཞིབ་བཤེར་བྱས་ན་འགྱུར་ལྡོག་རིགས་གསུམ་འབྱུང་སྲིད།

1. དྭངས་ཁྲག་སྲིབས་གཤིས་སུ་འགྱུར་བ།

2. དྭངས་ཁྲག་གི་གྲངས་ཚད་དམའ་རུ་སོང་བ་གང་ཞིག་སྲིབས་གཤིས་སུ་མི་འགྱུར་བའམ་དྭངས་ཁྲག་ཐོག་མཐའ་བར་གསུམ་དུ་སྲིབས་གཤིས་སུ་མི་འགྱུར་བ།

3. སྲིབས་གཤིས་སུ་གྱུར་རྗེས་སླར་ཡང་གདགས་གཤིས་སུ་འགྱུར་བའམ་ཡང་ན་མུ་མཐུད་མར་ཆག་རིང་སླར་ཡང་ཇེ་མཐོར་སོང་བ་ཡིན་ན། ནད་ལོག་བརྒྱབ་པའམ་ཡང་བསྐྱར་འགོས་པ་མཚོན་གྱི་ཡོད།

དུས་རིམ་མི་འདྲ་བ་སོ་སོའི་བསེ་མོག་ལ་སྨན་རྫས་མི་འདྲ་བའི་སྨན་བཅོས་བྱེད་ཀྱི་ཡོད་པའི་དབང་གིས་དྭངས་ཁྲག་སྦྲིབས་གཤིས་སུ་འགྱུར་ཚད་ལ་ཁྱད་པར་ཡོད། དུས་རིམ་གཉིས་པའི་བསེ་མོག་ཕོག་མཁན་གྱིས་བསེ་མོག་གི་སྨན་བཅོས་ཅི་ཞིག་དང་ལེན་བྱས་ཙང་། དྭངས་ཁྲག་སྦྲིབས་གཤིས་སུ་འགྱུར་ཚད་མཐོ་པོ་ཡོད་དེ། སྤྱིར་བཏང་བྱས་ན་ལོ་གཅིག་ནས་གཉིས་རིང་70%ནས95%ཟིན་ཐུབ། དུས་རིམ་དང་པོའི་བསེ་མོག་ཕོག་མཁན་གྱིས་བསེ་མོག་ལ་སྨན་བཅོས་ཚད་ལྡན་བྱས་རྗེས། ཟླ་བར་བཅུ་གཉིས་ཀྱི་རིང་དང་དུས་རིམ་གཉིས་པའི་བསེ་མོག་སྨན་བཅོས་བྱས་རྗེས་ཀྱི་ཟླ་བར་ཉེར་བཞི་ཡི་རྗེས་སུ། དྭངས་ཁྲག་སྔར་བཞིན་གདགས་གཤིས་མངོན་པ་ཡིན་ན། སྨན་བཅོས་ལག་ལེན་དུ་ཐོག་མཐའ་བར་གསུམ་དུ་སྦྲིབས་གཤིས་སུ་མི་འགྱུར་བ་ཟེར། འདི་ལྟར་ཡོང་དོན་ནི། གཟུགས་པོའི་ནང་དུ་སྔར་བཞིན་མངོན་མེད་ཀྱི་འགྲུལ་སྐྱོད་རང་བཞིན་གྱི་ནད་འགྱུར་དང་། ནད་པའི་ནད་འགོག་ནུས་པ་ཉམས་པ། སྨན་བཅོས་ཀྱི་སྨན་སྦྱོར་ཚད་གཞི་མི་འདང་བའམ་ཡང་ན་སྨན་དྲེད་དུ་སོང་བ་སོགས་ཀྱི་རྒྱུ་རྐྱེན་དང་འབྲེལ་བ་ཡོད་ལ། རྒྱུ་རྐྱེན་འཚོལ་མི་ཐུབ་པ་ཡང་ཡོད། ནད་པ་འདིའི་རིགས་ཀྱིས་རྒྱུན་ལྡན་མིན་པའི་སྣང་ཚུལ་དམིགས་བསལ་ཅན་མེད་ན། དུས་བཀག་ལྟར་བློ་འདྲི་དང་བརྟག་དཔྱད་བྱེད་པར་སྐྱོད་པ་དང་སྲུགས་ལྟ་ཞིབ་བྱས་ནས་བསྡད་ན་འགྲིག འོན་ཀྱང་རྫོངས་ཚོད་ཀྱིས་དུག་སྲིན་འགོག་སྨན་བསྟེན་དགོས་རྒྱུ་མེད། ཡིན་ནའང་། ཐོན་སྲིད་པའི་རྒྱུ་རྐྱེན་རྟོགས་ཐུབ་པ་མ་ཟད་དེ་མཚུངས་ཀྱི་ཐག་གཅོད་

བྱ་ཆེད། སྨན་བཅོས་ཀྱི་དགོས་མཁོར་གཞིགས་ནས་ཀླད་རྒྱུའི་བརྟག་དཔྱད་དང་ཨེ་ཛི་ནད་ཀྱི་བརྟག་དཔྱད་ཚུད་པའི་ཁྲོན་ཡོངས་ཀྱི་གཟུགས་པོའི་བརྟག་དཔྱད་བྱས་ན་འགྲིག་གི་རེད།

བརྒྱད། སྔོན་འགོག་བྱ་ཐབས།

དང་ཐོག་མར་བདེ་ཐང་གི་སློབ་གསོ་དང་ཁྲིལ་བསྒྲགས་ལ་ཤུགས་བརྒྱབ་སྟེ། སྲུང་ཤུབས་གྱོན་ནས་ལུས་འབྲེལ་བྱེད་པ་སོགས་བྱེད་དགོས་པ་དང་། དེ་ནས་གཤམ་གྱི་སྔོན་འགོག་བྱེད་ཐབས་དང་དོན་གནད་ལ་དོ་སྣང་བྱེད་དགོས།

1. འགོས་ནད་ཀྱི་འགོས་ཁུངས་ལ་ཚོད་འཛིན་བྱེད་དགོས།

（1）བསེ་མོག་འགོས་པའི་ནད་པ་ནི་བསེ་མོག་གི་འགོས་ཁུངས་ཡིན་པས་ན། བསེ་མོག་འགོས་པའི་ནད་པ་དང་ལྷག་པར་དུ་ནད་རྟགས་མེད་པའི་བསེ་མོག་འགོས་པའི་ནད་པས་ཤེས་རྟོགས་སྤྱི་ཙམ་དང་། བརྟག་དཔྱད་སྤྱི་ཙམ། སྨན་བཅོས་སྤྱི་ཙམ་བཅས་བྱེད་དགོས། འདི་ནི་བསེ་མོག་མི་འགོ་བར་བྱེད་པའི་བྱེད་ཐབས་ནུས་ལྡན་ཞིག་རེད།

（2）དུས་འགོའི་བསེ་མོག་ནི་དྲག་སྐྱིད་འགྱོ་ལ། སྨན་བཅོས་སྤྱི་ཙམ་བྱས་ན་ཕན་འབྲས་དེ་བས་ལེགས་པ་ཡོད། བསེ་མོག་འགོས་པའི་ནད་པས་ཚད་ལྡན་གྱི་སྨན་བཅོས་ཁང་པར་སོང་ནས་སྨན་བཅོས་བྱེད་དགོས་ཀྱི་ཡོད། རང་སོ་སོས་སྨན་རྫས་ཚོང་ཁང་དུ་བསྐྱོད་ནས་སྨན་ཉོ་བའམ་ཡང་ན་བསེ་མོག་སྨན་བཅོས་ཀྱི་

ཐོབ་ཐང་མེད་པའི་སྒེར་གྱི་སྨན་ཁང་དུ་སོང་ནས་སྨན་བཅོས་བྱ་མི་རུང་། ལྷག་པར་དུ་ཁྲོམ་ལམ་གྱི་བཟོ་ཁྲབ་ཆུང་རིགས་ལ་ཡིད་ཆེས་བྱས་ནས་ཁྲིམས་དང་མི་མཐུན་པའི་སྨན་ཁང་དུ་སྨན་བཅོས་བྱེད་པར་འགྲོ་མི་རུང་།

(3) སྨན་བཅོས་དང་ལེན་བྱེད་མཁན་བཞི་མོག་འགོས་པའི་ནད་པས་སྨན་པའི་བཀའ་བཞིན་སྨན་བཅོས་བྱེད་དགོས་ཤིང་། རང་དགར་སྨན་གཏོང་མཚམས་འཇོག་པ་དང་རང་འདོད་ལྟར་སྨན་མང་དུ་བཏང་བ་ཡིན་ན་མཇུག་འབྲས་མི་ལེགས་པ་ཐོན་སྲིད། དེ་བཞིན་སྨན་བཅོས་བྱས་རྗེས་ལོ་གཉིས་ནས་གསུམ་བར་གློ་འདྲི་དང་བརྟག་དཔྱད་བྱེད་པར་སྐྱོད་དགོས། ལོ་དང་པོར་ཟླ་གསུམ་རེར་བརྟག་དཔྱད་རེ་བྱེད་དགོས་པ་དང་། དེ་རྗེས་ལོ་ཕྱེད་རེར་བརྟག་དཔྱད་རེ་བྱས་ནས་སྨན་བཅོས་ཀྱི་ཕན་འབྲས་ལ་ལྟ་དགོས། དེ་དང་དུས་མཚུངས་བཞི་མོག་འགོས་པའི་ནད་པའི་བཟའ་ཟླ་དང་མཉམ་དུ་ལུས་འབྲེལ་བྱེད་མཁན་གྱིས་ཀྱང་སྨན་ཁང་དུ་བཞི་མོག་གི་བརྟག་དཔྱད་དང་སྨན་བཅོས་བྱེད་པར་སྐྱོད་དགོས།

(4) ནད་པ་དང་ལུས་འབྲེལ་བྱེད་མཁན་ནམ་ལུས་འབྲེལ་བྱས་མྱོང་བ་ཚང་མ་བཅལ་ནས། སྔོན་འགོག་གི་བརྟག་དཔྱད་བྱེད་དགོས་ལ། དགོས་ངེས་ཀྱི་སྨན་བཅོས་ཀྱང་བྱེད་དགོས། ཐད་དེ་མ་དྲག་གོང་ལུས་འབྲེལ་བྱ་མི་རུང་།

(5) ནད་པ་དང་ལུས་འབྲེལ་བྱེད་མཁན་ལ་བཟོ་ཐོ་གཏོང་དགོས། དུས་རིམ་དང་པོའི་བཞི་མོག་འགོས་པའི་ནད་པ་ཡིན་ཚེ། ཟླ་བ་གསུམ་གྱི་ནང་ཚུན་

ཏུ་དེ་དང་ལུས་འབྲེལ་འབྱུང་མཁན་ལ་བརྡ་ཐོ་གཏོང་དགོས། དུས་རིམ་གཉིས་པའི་བསེ་མོག་འགོས་པའི་ནད་པ་ཡིན་ཚེ། ཟླ་དྲུག་གི་ནང་ཚུན་དུ་དེ་དང་ལུས་འབྲེལ་འབྱུང་མཁན་ལ་བརྡ་ཐོ་གཏོང་དགོས། དུས་འགོའི་ནད་རྟགས་མེད་པའི་བསེ་མོག་འགོས་པའི་ནད་པ་ཡིན་ཚེ། ལོ་གཅིག་གི་ནང་ཚུན་དུ་དེ་དང་ལུས་འབྲེལ་འབྱུང་མཁན་ལ་བརྡ་ཐོ་གཏོང་དགོས། དུས་མཇུག་གི་ནད་རྟགས་མེད་པའི་བསེ་མོག་འགོས་པའི་ནད་པའམ་དུས་རིམ་གསུམ་པའི་བསེ་མོག་འགོས་པའི་ནད་པ་ཡིན་ཚེ། ལོ་ཤས་ཀྱི་ནང་ཚུན་དུ་དེ་དང་ལུས་འབྲེལ་འབྱུང་མཁན་ལ་བརྡ་ཐོ་གཏོང་དགོས། ལྷན་སྐྱེས་ཀྱི་བསེ་མོག་འགོས་པའི་ནད་པ་ཡིན་ཚེ། དེའི་ཨ་མ་དང་ལུས་འབྲེལ་བྱེད་མཁན་གྱིས་བརྟག་དཔྱད་བྱེད་དུ་སྐྱོད་དགོས། བསེ་མོག་འགོས་པའི་ནད་པས་བཟའ་ཟླའམ་ལུས་འབྲེལ་བྱས་མྱོང་མཁན་ལ་དུས་ཐོག་ཏུ་སྨན་ཁང་དུ་བརྟག་དཔྱད་བྱེད་པར་སྐྱོད་དགོས་པའི་བརྡ་ཐོ་གཏོང་དགོས་པ་དེ་ནི་རང་ཉིད་དང་མི་གཞན་གྱི་བདེ་ཐང་ལ་འགན་འཁུར་བ་ཞིག་རེད། གལ་ཏེ་ལུས་འབྲེལ་བྱས་མྱོང་མཁན་གྱི་བསེ་མོག་དྭངས་ཁྲག་རིག་པའི་བརྟག་དཔྱད་བྱས་འབྲས་གདགས་གཤིས་ཡིན་ན། མྱུར་དུ་སྨན་བཅོས་མི་སྣའི་མཇུབ་སྟོན་འོག་བསེ་མོག་གི་སྨན་བཅོས་བྱེད་དགོས། གལ་ཏེ་སྦྱིབས་གཤིས་ཡིན་ན། གཟའ་འཁོར་བཞི་ཡི་རྗེས་སུ་ཟླ་རེར་བརྟག་དཔྱད་བྱེད་པ་མ་ཟད་བསྟུད་མར་ཐེངས་གསུམ་བྱེད་དགོས་ཏེ། དུས་འགོའི་བསེ་མོག་འགོ་ཤུགས་ཆེ་བས་ཟླ་གསུམ་གྱི་ནང་ཚུན་དུ་ལུས་འབྲེལ་བྱས་མྱོང་མཁན་གྱིས་དྭངས་ཁྲག་རིག་པའི་བརྟག་དཔྱད་

བྱས་འབྲས་ལ་མི་ལྟོས་པར་སྔོན་འགོག་གི་སྨན་བཅོས་བྱེད་དགོས།

（6）གཉེན་སྲིག་མ་བྱས་གོང་དང་ཕྲུ་གུ་མ་སྐྱེས་གོང་ལ་བསེ་མོག་གི་བརྟག་དཔྱད་བྱེད་པར་སྐྱོད་དགོས། སྦྲུམ་མས་མངལ་འཕོར་བའི་དུས་འགོར(ཟླ་བ་གསུམ་གྱི་ནང) བསེ་མོག་གི་བརྟག་དཔྱད་བྱས་ནས། དུས་ཐོག་ཏུ་བསེ་མོག་འགོས་ཡོད་མེད་རྟོགས་པར་བྱེད་དགོས། བསེ་མོག་འགོས་ཡོད་པའི་སྦྲུམ་མ་ཡིན་ཚེ། འཕྲལ་མར་སྨན་བཅོས་ཚད་ལྡན་དང་ཕྲུ་གུ་འཕོར་སྐབས་ཀྱི་མཇུབ་སྟོན་ཇི་བཞིན་ཕྲུ་གུ་དམར་འབྱར་ལ་ལྷན་སྐྱེས་ཀྱི་བསེ་མོག་མི་འགོ་བར་བྱེད་དགོས། བསེ་མོག་འགོས་པའི་བང་ངལ་གསོ་བའི་བུད་མེད་ཀྱིས་སྨན་པའི་མཇུབ་སྟོན་འོག་ཕྲུ་གུ་དམར་འབྱར་སྐྱོང་སྟངས་ལེགས་པར་འདེམས་དགོས།

2. འགོས་ལམ་གཅོད་ཐབས།

བསེ་མོག་གི་འགོས་ལམ་གཅོད་དགོས་ན། ཕྱོགས་གཅིག་ནས་ཆགས་སྤྱོད་ཀྱི་ཀུན་སྤྱོད་ལ་བརྩི་སྲུང་གིས་མི་གང་བྱུང་མ་བྱུང་དང་ལུས་འབྲེལ་མི་བྱེད་དང་། གཉེན་སྒྲིག་མ་བྱས་གོང་ལུས་འབྲེལ་མ་བྱས་ན། བསེ་མོག་སྔོན་འགོག་ནུས་ལྡན་བྱེད་ཐུབ། ཕྱོགས་གཞན་ཞིག་ནས་རྒྱ་ཆེ་ཞིང་གཏིང་ཟབ་པའི་དྲིལ་བསྒྲགས་སློབ་གསོ་རྒྱུན་མཐུད་སྤེལ་ནས་བསེ་མོག་འགོག་བཅོས་ཀྱི་ཤེས་བྱ་ཁྱབ་གདལ་བཏང་སྟེ། མི་ཚང་མས་བསེ་མོག་སྔོན་འགོག་གི་གཞི་རྩའི་ཤེས་བྱ་ཤེས་པ་དང་། བསེ་མོག་ལ་ཚན་རིག་དང་མཐུན་པའི་ངོས་འཛིན། སྲུང་ཤུགས་གྲོན་པ་རྒྱུན་འཁྱོངས་ཐུབ་པ་བཅས་བྱས་ཏེ། མི་སྐྱེར་གྱི་བདེ་ཐང་དང་ཁྱིམ་ཚང་གི་

བདེ་སྐྱིད་ལ་སྲུང་སྐྱོང་བྱེད་དགོས། ཚང་མས་ཤེས་དགོས་པ་ཞིག་ལ་ལུས་འབྲེལ་བྱས་རྗེས་མཚན་མ་འཁྲུད་པ་དང་། གཙིན་གཏོང་བ། སྨན་ཟ་བ་སོགས་བྱས་ན་ཡང་། བཞི་མོག་སྔོན་འགོག་བྱེད་མི་ཐུབ་བོ། །

3. འགོས་སླ་བའི་མི་ཚོགས་ལ་སྲུང་སྐྱོབ་བྱེད་དགོས།

མང་ཚོགས་ལ་འབྲེལ་ཡོད་ཀྱི་དྲིལ་བསྒྲགས་སློབ་གསོ་གཏོང་བར་ཤུགས་གནོན་བརྒྱབ་སྟེ། བདེ་ཐང་གི་འཚོ་བ་སྐྱེལ་སྟངས་རྒྱུན་འཁྱོངས་བྱེད་དགོས་པ་དང་། ཉེན་ཁ་ཆེ་བའི་ཆགས་སྤྱོད་དམ་ལུས་འབྲེལ་མ་བྱས་ཚེ་བཞི་མོག་འགོ་མི་ཐུབ།

འབྲེལ་ཡོད་ཀྱི་དྲི་བ་དྲིས་ལན།

དྲི་བ། བཞི་མོག་འགོས་པའི་ནད་པས་གང་ལ་དོ་སྣང་བྱེད་དགོས།

དྲིས་ལན། 1. བཞི་མོག་འགོས་པའི་སྨྲུམ་མས་དུས་ཐོག་ཏུ་སྨན་བཅོས་ནུས་ལྡན་བྱས་ནས་སྨྲུམ་བུར་མི་འགོ་བར་བྱེད་དགོས། གཉེན་སྒྲིག་བྱས་མེད་པའི་བཞི་མོག་འགོས་པའི་མི་ཡིས་དྲག་སྐྱེད་བྱུང་རྗེས་གཉེན་སྒྲིག་བྱས་ན་ལེགས།

2.གལ་ཏེ་ཁྲག་འབུལ་མཁན་ཡིན་ཚེ། ཚད་ལྡན་ཅན་གྱི་ཁྲག་བཙག་སར་སྐྱོད་དགོས་ལ། ཁྲག་མ་འབུལ་གོང་ཁྲག་ལ་ཞིབ་སྙོགས་ཡོངས་ནས་བརྟག་དཔྱད་བྱས་ཏེ་བཞི་མོག་འགོ་བར་སྔོན་འགོག་བྱེད་དགོས།

3. བཞི་མོག་འགོས་ཡོད་མཁན་གྱིས་ངལ་རྩོལ་དང་ངལ་གསོ་ཟུང་འབྲེལ་དང་། དགོས་ངེས་ཀྱི་བྱེད་ལས་སྤྱོང་བརྡར། ཉེན་ལྷར་སེམས་པ་སྐྱིད་པོས་

སྤོད་པ་བཅས་བྱས་ན་བདེ་ཐང་ལ་ཕན་པ་ཡོད།

4. འཚོ་བའི་ནང་གི་གོམས་གཤིས་དང་བྱ་སྤྱོད་ལ་དོ་སྣང་བྱས་ཏེ་མི་གཞན་ལ་མི་འགོ་བར་བྱེད་དགོས་ཤིང་། དུས་འགོའི་བསེ་མོག་འགོ་མཁན་ལ་བསེ་མོག་འགོ་ཤུགས་ཅུང་ཆེ་ཙམ་ཡོད་པ་དང་དུས་མཐུག་གི་བསེ་མོག་ཕོག་མཁན་ལ་བསེ་མོག་འགོ་ཤུགས་རིམ་གྱིས་ཇེ་ཆུང་དུ་འགྲོ་མོད། འོན་ཀྱང་འགོག་སྲུང་ལ་དོ་སྣང་བྱེད་དགོས། རང་གི་ནང་འཛམ་དང་ཨ་ཙོར་དུས་ཐོག་ཏུ་ཡོགས་སུ་འབྲུད་དགོས་ལ་ཆུ་ཁོལ་གྱི་ནང་དུ་དུག་སེལ་བྱེད་པ་དང་། མི་གཞན་དང་མཉམ་དུ་དུང་བན་ནམ་ཁྲུས་གཞོང་གཅིག་གི་ནང་དུ་ངོ་གདོང་བཀྲུ་མི་རུང་།

5. བསེ་མོག་འགོས་ཡོད་མཁན་གྱིས་ན་ཚ་མ་དྲག་གོང་གཞན་དང་ལུས་འབྲེལ་བྱ་མི་རུང་། གལ་ཏེ་བྱས་ཚེ་ངེས་པར་དུ་ཡང་དག་པའི་སྲུང་ཤུབས་གྱོན་དགོས།

དྲི་བ། བསེ་མོག་སྨན་བཅོས་བྱས་ན་དྲག་གམ། གལ་ཏེ་དྲག་སོང་ན་ཡང་བསྐྱར་འགོ་སྲིད་དམ།

དྲིས་ལན། དུས་འགོའི་བསེ་མོག་སྨན་བཅོས་མཐར་ཕྱིན་པ་བྱས་རྗེས་སྨན་བཅོས་ལག་ལེན་དུ་དྲག་སྐྱིད་ཐུབ་ཀྱི་ཡོད་པས་ཕན་ཚུན་འགོ་གི་མེད། དུས་མཐུག་གི་བསེ་མོག་སྨན་བཅོས་བྱས་རྗེས་ཕུང་གྲུབ་ཀྱི་གཉན་ཁ་འཇོམས་ཐུབ་མོད། འོན་ཀྱང་གནོད་འཚེ་ཕོག་པའི་ཕུང་གྲུབ་སླར་གསོ་བྱེད་དཀའ། མིའི་ལུས་པོར་བསེ་མོག་ཚེ་གང་འགོག་ཐུབ་པའམ་ཐར་ཐུབ་པའི་ནུས་པ་མེད་

ཅིང་། བསེ་མོག་དྲག་སྐྱིད་བྱུང་རྗེས་ཡང་བསྐྱར་འགོ་སྲིད་པས། བསེ་མོག་ཡང་བསྐྱར་མི་འགོས་པའི་ཆེད་དུ་རང་གི་ལུས་པོར་རང་གིས་གཅེས་སྲུས་བྱས་ནས་སྲུང་སྐྱབས་མི་ཀྱོན་པར་ལུས་འབྲེལ་བྱེད་པ་དང་མི་གང་བྱུང་དང་ལུས་འབྲེལ་བྱེད་པ་སོགས་བྱེད་མི་རུང་།

དྲི་བ། བསེ་མོག་འགོས་རྗེས་འཕྲལ་དུ་སྨན་བཅོས་མ་བྱས་ན་གནོད་པ་གང་དག་ཡོད།

དྲིས་ལན། བསེ་མོག་འགོས་རྗེས་དང་ཐོག་མཚན་མ་དང་ཁ་སྨྲུག་སོགས་བསེ་མོག་ཕྲ་སྲིན་ཐུག་སར་པགས་པར་རྨ་ཁ་ཆགས་པའམ་པགས་འབྲུམ་ཐོན་གྱི་ཡོད་མོད། ན་ཟུག་མི་གཏོང་ལ་ཟ་འཕྲུག་ཀྱང་མི་ལང་བས་སྣང་ཆུང་ཤོར་ཉེན་ཆེན་པོ་ཡོད། གལ་ཏེ་དུས་ཐོག་ཏུ་སྨན་བཅོས་མ་བྱས་ན་ནད་བབ་ཇེ་སྡུག་ཏུ་འགྲོ་བ་མ་ཟད། མཐའ་མ་དུས་མཇུག་གི་བསེ་མོག་ཏུ་གྱུར་ནས། དབང་པོ་མང་པོར་གནོད་འཚེ་བཟོ་གི་ཡོད་པ་དཔེར་ན། ནང་ཁྲོལ་ལ་གནོད་འཚེ་ཐོག་པའི་དབང་གིས་ཀླད་ཆེན་དང་། སྙིང་གི་ཁྲག་རྩ། རུས་པ། མིག་སོགས་ལ་གནོད་འཚེ་བཟོ་སྲིད། ཚབས་ཆེ་བས་དབང་པོ་སྐྱོན་ཅན་དུ་འགྱུར་བ་དང་ཐ་ན་རང་སྲོག་ཀྱང་ཤོར་གྱི་ཡོད།

དྲི་བ། བསེ་མོག་འགོས་པའི་ནད་པར་ཨེ་ཌས་ནད་འགོས་སླ་བའི་རྒྱུ་མཚན་ཅི་ཡིན།

དྲིས་ལན། དང་པོ། ནད་རྐྱེན་ཕྲ་རབ་ཀྱི་སྐྱེ་དངོས་རིག་པའི་ཕྱོགས་ནས་

བལྟས་ན། བསེ་མོག་དུང་འཁྲིལ་ཕྲ་སྲིན་འགོས་པ་དང་ན་བ་དེས་ཨེ་ཛི་ནད་དུག་འགོ་བར་ཆ་རྐྱེན་འོས་འཚམ་སྐྲུན་གྱི་ཡོད། དེ་ཡང་ཨེ་ཛིའི་ནད་དུག་མིའི་ལུས་སུ་འགོས་པར་ཆ་རྐྱེན་ངེས་ཅན་ཞིག་དགོས་ཏེ། ནད་དུག་དེ་པགས་པ་དང་འབྱར་སྐྱི་རལ་བ། ཐ་ན་མིག་གིས་ཟིན་དཀའ་བའི་རྨ་ཁ་ཆུང་ཆུང་བརྒྱུད་ནས་མིའི་ལུས་ཕུང་ནང་དུ་འཛུལ་འགྲོ་བ་མ་ཟད། ལུས་པོའི་བྱེ་བྲག་འབེན་ཕྲ་ཕུང་ཁ་ཤས་ལ་འབྱར་འགྲོ་བ་དང་། དེ་ནས་འབེན་ཕྲ་ཕུང་ནང་དུ་ནད་དུག་མང་པོ་འཕེལ་ནས་ལུས་པོ་ཡོངས་ཀྱི་དབང་པོ་དང་མ་ལག་སོ་སོར་ཁྱབ་འགྲོ་གི་ཡོད། ཨེ་ཛིའི་ནད་དུག་གིས་རྒོལ་བར་བྱ་བའི་འབེན་ཕྲ་ཕུང་གཙོ་བོ་ནི་མིའི་ལུས་ཕུང་གི་CD4གདགས་གཤིས་ཅན་གྱི་རྨེན་བུ་Tཕྲ་ཕུང་ཡིན་ཞིང་། བསེ་མོག་དུང་འཁྲིལ་ཕྲ་སྲིན་འགོས་པའི་དབང་གིས་ནད་དུག་འགོ་སའི་ཆ་ཤས་སུ་མངོན་གསལ་དོད་པའི་གཉན་ཁ་རྒྱས་པ་སོགས་ཡོང་གི་ཡོད་ལ། CD4གདགས་གཤིས་ཅན་གྱི་ཕྲ་ཕུང་གཅིན་ལམ་དང་མཚན་མའི་གཉན་ཁ་རྒྱས་སར་ཧྲེ་མང་དུ་འགྲོ་བཞིན་ཡོད་པ་དང་། བསེ་མོག་གིས་མཚན་མའི་པགས་པར་རྨ་ཁ་ཆགས་ནས་གཅིན་ལམ་མམ་མཚན་མའི་ཆ་ཤས་ལ་རྨ་ཁ་བཟོ་གི་ཡོད་ལ་གཉན་ཁ་རྒྱས་ཤུགས་ཆེ་རུ་འགྲོ་བཞིན་ཡོད། འདི་འདྲ་ཡིན་དུས། ཨེ་ཛི་ནད་འགོས་པའི་མི་དང་ལུས་འབྲེལ་བྱུང་ཚེ། ཨེ་ཛིའི་ནད་དུག་རྨ་ཁ་དང་འབྱར་སྐྱི་བརྒྱུད་དེ་མིའི་ལུས་ཕུང་དུ་འཛུལ་སླ་ཞིང་། CD4གདགས་གཤིས་ཅན་གྱི་འབེན་ཕྲ་ཕུང་སྟེང་དུ་འབྱར་ནས་སྡོད་ཀྱི་ཡོད་པས་ཨེ་ཛི་ནད་འགོ་གི་ཡོད། དེ་བས། མཚན་ནད་

ཕོག་ན་ལུས་ཕུང་ལ་ཨེ་ཛི་ནད་འགོ་སླ་ དུ་འགྲོ་བཞིན་ཡོད། དེ་དང་ཆབས་གཅིག ཨེ་ཛི་ནད་འགོས་ཟིན་པའི་མི་ཞིག་ལ་ཆ་མཚོན་ན། བསེ་མོག་འགོས་ཡོད་པའི་རྐྱེན་གྱིས་གཅིན་ལམ་མམ་མཚན་མའི་པགས་པར་རྨ་ཁ་ཆགས་པ་དང་གཉན་ཁ་རྒྱས་ཀྱི་ཡོད་སྐབས། གཅིན་ལམ་མམ་མཚན་མའི་ནང་དུ་ཨེ་ཛིའི་ནད་དུག་ཇེ་མང་དུ་འགྲོ་བར་བྱེད་ཀྱི་ཡོད། དེར་བརྟེན་ཨེ་ཛི་ནད་ཀྱི་འགོ་ཤུགས་ཇེ་ཆེར་འགྲོ་བཞིན་ཡོད།

གཉིས་པ། བྱ་སྤྱོད་རིག་པའི་ཕྱོགས་ནས་བལྟས་ན། མི་གང་བྱུང་མ་བྱུང་དང་ལུས་འབྲེལ་བྱེད་པའམ་སྲུང་ཤུབས་མི་གྱོན་པར་ལུས་འབྲེལ་བྱེད་པ་ལས་ཨེ་ཛི་ནད་འགོ་སླ་དུ་འགྲོ་གི་ཡོད། བསེ་མོག་དང་ཨེ་ཛི་ནད་པ་དང་། སྨད་འཚོང་འཚལ་རྒྱུག་བྱེད་མཁན། དུག་རྫས་འཐེན་མཁན། སྐྱེས་པ་ཕན་ཚུན་མཚན་མཐུན་གྱི་ལུས་འབྲེལ་བྱེད་མཁན་སོགས་ནད་དུག་འགོ་ཉེན་ཆེ་བའི་མི་ཚོགས་ཁྲོད་མི་མང་པོ་དང་ལུས་འབྲེལ་བྱེད་མཁན་དང་། ཟུར་བཟའ་འཚོལ་མཁན། སྲུང་ཤུབས་མི་གྱོན་མཁན་སོགས་མང་པོ་ཡོད། དེས་ན་ཉེན་ཁ་ཆེན་པོ་ཡོད་པའི་ལུས་འབྲེལ་བྱེད་སྟངས་འདི་དག་ལས་ཨེ་ཛིའི་ནད་དུག་འགོ་བའི་གནས་སྐབས་མང་དུ་འགྲོ་བཞིན་ཡོད། གལ་ཏེ་མི་འདི་དག་གི་ཁྲོད་དུ་མི་ཞིག་ལ་ཨེ་ཛི་ནད་འགོས་ཡོད་ཚེ། ནད་པ་དེ་དང་ལུས་འབྲེལ་བྱེད་མཁན་ལ་འགོ་ཉེན་ཧ་ཅང་ཆེན་པོ་ཡོད་པས་ཨེ་ཛི་ནད་འགོ་བ་དང་མཆེད་པའི་སྣང་ཚུལ་ཐོན་གྱི་ཡོད། དེང་གི་ཆར་རང་རྒྱལ་དུ་ཨེ་ཛི་ནད་ནི་གཙོ་བོ་ལུས་

འབྲེལ་བྱེད་པ་ལས་འགོ་བཞིན་ཡོད་པས། ལུས་འབྲེལ་བྱེད་སྟངས་ལ་འགྱུར་ལྡོག་དང་སྲུང་ཤུགས་ཀྱིན་པར་སྐྱེལ་འདེད་གཏོང་བ་ནི་ཨེ་ཊོ་ནད་ཚོད་འཛིན་བྱེད་པའི་ཕན་འབྲས་ཆེ་ཤོས་དང་ལག་ལེན་བསྟར་བདེ་ཤོས་ཀྱི་བྱེད་ཐབས་ཤིག་ཏུ་གྱུར་ཡོད།

ལེའུ་གསུམ་པ། གྲང་གཞི།

གཅིག ནད་རྐྱེན་རིག་པ།

གྲང་གཞི (gonorrhea) ནི་གྲང་གཞི་ནེའུ་ཟེ་སྲིན་ནམ་གྲང་གཞི་ཟླུམ་སྲིན་གྱིས་བསླངས་པའི་མཚན་ནད་ཅིག་ཡིན་ཞིང་། གཙོ་བོ་གཅིན་ལམ་མམ་མཚན་མའི་འབྱར་སྐྱིར་རྣག་རྒྱུག་པའི་འགོས་ནད་ཅིག་རེད། གྲང་གཞི་ཟླུམ་སྲིན་ལ་ཁྲབ་ཆེ་བ་བྱུས་ན། མིག་དང་། གྲི་བ། གཞང་དཀར་ནག མཆང་ཁོག་བཅས་ལ་གྲང་གཞི་ཟླུམ་སྲིན་འགོས་པ་ཡང་ཚུད་ཀྱི་ཡོད་ཅིང་། གཙོ་བོ་ལུས་འབྲེལ་བྱེད་པ་ལས་འགོ་གི་ཡོད། ད་དུང་ཨ་ཅོར་དང་། ཆབ་གཞོང་། ནང་དོར། ནང་འཇམ་སོགས་འགོས་ལམ་གཞན་བརྒྱུད་ནས་འགོ་བ་ཡང་ཡོད། ཨ་མར་གྲང་གཞི་འགོས་ཡོད་ན། ཕྲུ་གུ་སྐྱེ་སྐབས་ཕྲུ་གུ་དེར་གྲང་གཞི་ཟླུམ་སྲིན་འགོ་གི་ཡོད།

གྲང་གཞི་ཟླུམ་སྲིན་ལ་ཆེ་ཆུང་ཕལ་ཆེར་ལྷེ་སྨི 0. 6–0. 8ཙམ་ཡོད་པ་དང་། མཁལ་མའམ་སྲན་མའི་དབྱིབས་འདྲ་པོ་ཡོད། རྒྱུན་དུ་ཆ་བསྒྲིགས་ནས་ཐོན་གྱི་ཡོད་པ་དང་། བཞའ་ཚན་ཆེ་ཞིང་དྲོད་ཚད་ཏེ་ཏི་ཏུའུ 35དང་། གར་ཚད 2. 5%ནས 5%འདུས་པའི་དབྱང་གཉིས་ཐན་རྫས་ཁོར་ཡུག་ཏུ་གྲང་གཞི་ཟླུམ་སྲིན

སྐྱེ་འཕེལ་ཐུབ་ཀྱི་ཡོད་པ་དང་། དྲོད་ཚད་ཧེ་ཧི་ཏུའུ་50ཡི་ཁོར་ཡུག་ཏུ་སྐར་མ་ལྔ་ཙམ་ནས་ཤི་གི་ཡོད། སྤྱིར་བཏང་གི་དུག་སེལ་སྨན་རྫས་ཀྱིས་གྲང་གཞི་ཀླུམ་སྲིན་གསོད་ཐུབ་ཀྱི་ཡོད།

གཉིས། རིམས་ནད་རིག་པ།

རང་རྒྱལ་དུ་གྲང་གཞི་འགོས་པའི་ནད་པའི་སྙན་སེང་ཞུ་བར་ཚོད་ལྟ་ཁང་གི་བརྟག་དཔྱད་ཆ་རྐྱེན་དང་བྱ་ཐབས། ནད་གཞི་བརྟག་དཔྱད། ནད་པའི་སྙན་སེང་ཞུ་སྟངས་སོགས་རྒྱུ་རྐྱེན་མང་པོ་ཞིག་གི་ཤུགས་རྐྱེན་ཐེབས་ཀྱི་ཡོད། དུས་རབས་20པའི་ལོ་རབས90པའི་ནང་དུ་ནད་པ་མང་གྲོས་ལ་བསླེབས་ཡོད་དེ། 1995ལོ་ཁོ་ནར་གྲང་གཞི་འགོས་པའི་ནད་པ་ཁྲི་20ཡན་ཟིན་ཡོད་པ་དང་། 1996ལོར་རྒྱལ་ཡོངས་སུ་གྲང་གཞིའི་ནད་ཐོག་ཚད་དེ་མི་གྲངས་ཁྲི་བཅུའི་ནང་ནད་པ་17. 26ཟིན་གྱི་ཡོད། འགོག་བཅོས་ཀྱི་ལས་དོན་ཟབ་ཏུ་ཕྱིན་པ་དང་བསྟུན་ནས། ཉེ་བའི་ལོ་ཤས་རིང་རྒྱལ་ཡོངས་སུ་གྲང་གཞི་འགོ་ཚད་རིམ་བཞིན་དམའ་རུ་འགྲོ་བཞིན་ཡོད། འོན་ཀྱང་ཞིང་ཆེན་ཁ་ཤས་སུ་ཇེ་མཐོར་འགྲོ་བཞིན་ཡོད། ས་གཞི་ན་ཚོད་ལ་མི་བལྟོས་པའི་མི་ཚང་མར་གྲང་གཞི་ཀླུམ་སྲིན་གྱི་འགོ་སླ་པོ་ཡོད། ལྷག་པར་དུ་གཞོན་ནུ་དང་དར་མ་ནི་གྲང་གཞི་མང་པོ་འགོ་བའི་མི་ཚོགས་ཡིན་ཞིང་། ནད་པའི་སྙན་སེང་ལ་དབྱེ་ཞིབ་བྱས་ན། ལོ་ཉེར་ལྔ་ནས་སོ་ལྔ་བར་གྱི་ནད་པ་ན་ཚོད་གཞན་ལས་མང་བ་ཡོད་པ་དང་། ལོ་སླད་ཀོར་

ནས་བཅུ་བར་གྱི་ནད་པ་མང་པོ་མེད། ཡིན་ནའང་ལོ་བཅོ་ལྔ་ནས་ཉི་ཤུའི་བར་གྱི་ནད་པ་འཕར་ཚད་མགྱོགས་པོ་ཡོད་ཅིང་། ན་ཚོད་གཞན་ལས་འཕར་ཚད་ཞེ་དྲག་གིས་མགྱོགས་པ་ཡོད།

གསུམ། ནད་རྟགས་ཀྱི་མངོན་ཚུལ།

ཆགས་སྐྱོད་འཕེལ་བཞིན་པའི་ན་གཞོན་དང་དར་མའི་ཁྲོད་དུ་གྲང་གཞི་འགོས་པ་མང་པོ་ཐོན་གྱི་ཡོད། སྐྱེས་པར་གཙོ་བོ་གཅིན་ལམ་དུ་གཉན་ཁ་རྒྱས་པ་དང་བུད་མེད་ལ་གཙོ་བོ་གཅིན་ལམ་མམ་གསང་ལམ་དང་མངལ་སྐྱེར་གཉན་ཁ་རྒྱས་ཀྱི་ཡོད།

(1) སྐྱེས་པའི་དོས་དྲག་རང་བཞིན་གྱི་གྲང་གཞི་འགོས་ན། དང་ཐོག་གཅིན་པ་ཡང་ཡང་གཏོང་བ་དང་། གཅིན་འཚུབ་ཆེ་བ། གཅིན་པ་གཏང་དུས་གཟེར་ཁ་རྒྱག་པ་བཅས་ཀྱི་གནས་ཚུལ་ཐོན་གྱི་ཡོད་པ་དང་། དེ་ནས་གཅིན་ལམ་གྱི་ཁ་དམར་པོར་གྱུར་ནས་སྐྲང་བ་མ་ཟད། ཆུ་ཚི་ནར་ཐོན་ཡོང་བ་དང་སྦྲགས། ནད་ལྡི་ཏ་སོང་ནས་ཟགས་ཐོན་དངོས་རྫས་མང་དུ་ཕྱིན་པ་མ་ཟད་རྣག་ཐོན་གྱི་ཡོད། གཅིན་ལམ་ལ་ཞོར་སྐྱོན་བྱུང་ཚེ། གཅིན་པ་གཏོང་ཚར་གྲབས་ཡོད་དུས་གཅིན་པར་ཁྲག་འདྲེས་ཡོང་བ་དང་ཁམས་དཀར་ལ་ཁྲག་འདྲེས་ཡོང་གི་ཡོད། མཚན་མོར་རྒྱུན་དུ་ཕོ་མཚན་ན་ཟུག་བཏང་ནས་ལང་ཡོང་གི་ཡོད། ནད་པ་ཉུང་ཤས་ཤིག་ལ་ཚ་བ་རྒྱས་པ་དང་གཟུགས་པོ་ཡོངས་མི་བདེ་བ་སོགས་ཀྱི་ནད་

རྟགས་ཐོན་གྱི་ཡོད།

(2)བྱུད་མེད་ཀྱི་དོས་དྲག་རང་བཞིན་གྱི་གྲང་གཞི་འགོས་ན། རྒྱུན་དུ་ནད་རྟགས་མེད་པའམ་ཡང་ན་ནད་རྟགས་ཙུང་མངོན་གསལ་དོད་པོ་མེད་པ་དང་། མངལ་སྐེ་དང་གཅིན་ལམ་དུ་ནད་རྟགས་ཐོན་སླ་པོ་ཡོད། ཀླུམ་སྲིན་རང་བཞིན་གྱི་མངལ་སྐེའི་གཉན་ཚད་རྒྱས་པ་ཡིན་ན། འབྱར་ཁུའི་རང་བཞིན་གྱི་ཟགས་ཐོན་དངོས་རྫས་ཐོན་པ་དང་། དེ་ནས་ཟགས་ཐོན་དངོས་རྫས་རྣག་ཏུ་འགྱུར་འགྲོ་གི་ཡོད། ཀླུམ་སྲིན་རང་བཞིན་གྱི་གཅིན་ལམ་ལ་གཉན་ཁ་རྒྱས་པ་ཡིན་ན། མོ་མཚན་གྱི་ཁ་དམར་པོ་ཆགས་ནས་སྐྲངས་པ་དང་རྣག་གཤིས་སུ་གྱུར་པའི་ཟགས་ཐོན་དངོས་རྫས་ཐོན་ཞིང་། ནད་རྟགས་གཙོ་བོ་ནི་གཅིན་པ་ཡང་ཡང་གཏོང་བ་དང་། གཅིན་འཚུབ་ཆེ་བ། གཅིན་པ་གཏང་དུས་གཟེར་ཁ་རྒྱག་པ་བཅས་རེད།

བཞི། བརྟག་དཔྱད་དམ་བརྟར་ཤ་གཅོད་པ་དང་སྨན་བཅོས་བྱ་ཐབས།

གཙོ་བོ་ན་བའི་ལོ་རྒྱུས་ཏེ་གྲང་གཞི་འགོས་པའི་ནད་པ་དང་ལུས་འབྲེལ་བྱས་མྱོང་ཡོད་མེད་དང་བཟའ་ཟླར་གྲང་གཞི་འགོས་མྱོང་ཡོད་མེད་ལ་ལྟ་དགོས་དང་། མངོན་གསལ་དོད་ཤོས་ཀྱི་ནད་རྟགས། ཚོད་ལྟ་ཁང་གི་བརྟག་དཔྱད་བྱས་འབྲས་བཅས་ལ་གཞིགས་ནས་བརྟར་ཤ་གཅོད་དགོས།

སྨན་བཅོས་ནི། སེ་རྒྱན་ཐོར་ཞེན་དང་ཡང་ན་ཆེ་མཐོང་རྣམ་རྒྱུ་བསྟེན་དགོས་པ་དང་། སྨན་པའི་མཛུབ་སྟོན་འོག་ཚད་དང་མཐུན་པའི་སྨན་བཅོས་བྱེད་དགོས།

༤། སྔོན་འགོག་བྱ་ཐབས།

གྲང་གཞི་ སྣུམ་སྲིན་འགོས་རྗེས། མངོན་གསལ་དོད་པའི་ནད་རྟགས་མེད་པས། རང་འགུལ་གྱིས་སྨན་པ་བསྟེན་དགོས། གལ་ཏེ་གྲང་གཞི་སྣུམ་སྲིན་འགོས་པ་སྔ་ཙམ་ནས་ཤེས་པ་མ་ཐུབ། འཕྲལ་དུ་སྨན་བཅོས་ཚད་ལྡན་བྱས་པ་ཡིན་ན། གྲང་གཞི་སྔོན་འགོག་ནུས་ལྡན་བྱེད་ཐུབ། ལུས་འབྲེལ་བྱ་ཡུལ་མང་པོ་ཡོད་མཁན་དང་། སྐྱེས་པ་ཕན་ཚུན་མཚན་མཐུན་ལུས་འབྲེལ་བྱེད་མཁན། དེ་བཞིན་མཚན་ནད་འགོ་སླ་བའི་ཆགས་སྤྱོད་སྤེལ་མཁན་བཅས་ཀྱིས་དུས་ཐོག་ཏུ་འབྲེལ་ཡོད་ཀྱི་ནད་རྟགས་ལ་དོ་སྣང་བྱས་ནས། གསོ་རིག་གི་བརྟག་དཔྱད་བྱེད་དགོས། གལ་ཏེ་གྲང་གཞི་སྣུམ་སྲིན་འགོས་པ་ཤེས་ཚེ། རང་ཉིད་དང་ལུས་འབྲེལ་བྱེད་མཁན་གང་མགྱོགས་ཚད་ལྡན་གྱིས་སྨན་བཅོས་ཚན་པར་བརྟག་དཔྱད་བྱེད་པར་བཏང་ནས་ཕན་ཚུན་མི་འགོ་བར་བྱེད་དགོས། ཆགས་སྤྱོད་ཀྱི་ཀུན་སྤྱོད་ལ་བརྩི་སྲུང་དང་། མི་གང་བྱུང་མ་བྱུང་དང་ལུས་འབྲེལ་མི་བྱེད་པ། གཉེན་སྒྲིག་མ་བྱས་གོང་ལུས་འབྲེལ་མི་བྱེད་པ་བཅས་ནི་གྲང་གཞིའི་ནད་སྔོན་འགོག་གི་བྱ་ཐབས་ནུས་ལྡན་ཞིག་རེད། ཉེ་བའི་ལོ་ཤས་རིང་། ལོ་བཅོ་ལྔ་ནས་ཉི་ཤུའི་

བར་ལ་ནད་དེ་ཙུང་མགྱོགས་པོ་འགོས་འགྲོ་བཞིན་ཡོད་པས། གཞོན་ནུ་ལོ་ཆུང་ལ་མཚན་མའི་སློབ་གསོ་རྒྱག་ཤུགས་ཆེ་རུ་བཏང་ནས། གཞོན་ནུ་ལོ་ཆུང་ལ་མཚན་ནད་ཀྱི་གནོད་འཚེ་མི་ཐོག་པར་སྲུང་སྐྱོབ་བྱེད་པ་ནི་ཁྱིམ་ཚང་དང་། སློབ་གྲྭ། སྡེ་ཁུལ། སྤྱི་ཚོགས་ཡོངས་བཅས་ཀྱི་ཐུན་མོང་གི་འགན་འཁྲི་རེད།

ལེའུ་བཞི་པ། མཚན་མའི་མཛེར་པ།

གཅིག སྤྱི་བཤད།

མཚན་མའི་མཛེར་པ（condyloma acuminatum）ནི་མིའི་ནུ་ཏོག་སྐྲན་གྱི་ནད་དུག（HPV）འགོས་པ་ལས་བྱུང་བ་ཞིག་ཡིན་ཞིང་། རྒྱུན་དུ་བཤང་སྒོ་དང་མཚན་མ་སོགས་ལ་ནད་དེ་ཐོན་གྱི་ཡོད་པ་དང་། གཙོ་བོ་ལུས་འབྲེལ་བྱས་པ་ལས་འགོ་གི་ཡོད། སྨན་བཅོས་ཀྱི་ལག་ལེན་ལ་རྒྱུན་དུ་མཐོང་བའི་མཚན་མའི་མཛེར་པ་ནི། མང་ཆེ་བ་HPV6དང་། HPV11 HPV16 HPV18བཅས་ཀྱིས་བསླངས་པ་ཞིག་རེད། ནད་འདིའི་ནད་རྟགས་མི་མངོན་པའི་དུས་ནི་ཟླ་གཅིག་ནས་བརྒྱད་བར་དང་། ཆ་སྙོམས་བྱས་ན་ཟླ་གསུམ་རེད། HPVའགོ་མཁན་ཕལ་ཆེ་བར་ནད་རྟགས་མེད་པ་དང་། མིའི་རིགས་ནི་HPVཡི་གནས་ཡུལ་གཅིག་པུ་དེ་རེད། མཚན་མའི་མཛེར་པ་གཙོ་བོ་ལུས་འབྲེལ་བྱས་པ་ལས་འགོ་གི་ཡོད་པ་དང་མི་གང་བྱུང་མ་བྱུང་དང་ལུས་འབྲེལ་བྱེད་མཁན་གྱི་ཁྲོད་དུ་ནད་དེ་ཐོན་སླ་བ་དང་། ནད་པ་ཁག་གཅིག་ལ་ལུས་འབྲེལ་མ་བྱས་རུང་ཁྱིམ་ནས་འགོ་གི་ཡོད། ཨ་མར་HPVནད་དུག་འགོས་པ་ཡིན་ན། སྐྱེ་ལམ་བརྒྱུད་ནས་ཕྲུ་གུ་དམར་འབྱར་ལ་འགོ་ཉེན་ཡོད།

གཉིས། ནད་རྟོག་གི་མངོན་རྟགས།

རྒྱུན་དུ་མཚན་མའི་ཕྱི་ངོས་དང་དང་བཤང་སྒོའི་མཐའ་འཁོར་དུ་མདོག་དཀར་པོའམ་ཟིང་སྐྱའམ་སྐྱ་བོ་ཡིན་པའི་ནུ་ཏོག་གམ་བྱ་ཟེ་འདྲ་བ་སྐྱེ་གི་ཡོད་ལ། ནད་པ་མང་ཆེ་བར་མི་བདེ་བའི་ཚོར་སྣང་ཞེ་དྲག་ཡོང་གི་མེད་པ་དང་། ནད་པ་ཉུང་ཤས་ཤིག་ལ་དངོས་རྫས་གཞན་པ་ཞིག་སྐྱེས་ཡོད་པའི་སྣང་བ་དང་། འཚིག་པ་དང་ན་བ། ཟ་འཕྲུག་ལང་བ་དང་ལུས་འབྲེལ་བྱེད་མི་བདེ་བའི་ཚོར་སྣང་ཡོང་གི་ཡོད།

གསུམ། བརྟག་དཔྱད་དམ་བརྟར་ཁ་གཅོད་པ་དང་སྨན་བཅོས་བྱ་ཐབས།

ནད་འདི་ན་བའི་ལོ་རྒྱུས་དང་མངོན་གསལ་དོད་ཤོས་ཀྱི་ནད་རྟོག་གི་མངོན་ཚུལ་ལ་གཞིགས་ནས་ནད་ངོ་བཟུང་དགོས། གལ་ཏེ་ནད་རྟགས་མངོན་གསལ་དོད་པོ་མེད་ཚེ། ཚོད་ལྟ་ཁང་གི་བརྟག་དཔྱད་བྱས་འབྲས་ལ་གཞིགས་ནས་ནད་ངོ་བཟུང་དགོས།

སྨན་བཅོས། གཙོ་བོ་ནི་མཇེར་པ་བཀག་དགོས་པ་དང་། ཕྱིར་བཏང་བྱས་ན་ཕྱི་བཀོལ་སྨན་རྫས་སམ། ཡང་ན་སྐྱུལ་འོད། འཁྲུག་གཏོང་། གློག་སྲེག ཆྭབས་ཕྲན་སོགས་ཀྱི་སྨན་བཅོས་བྱེད་ཐབས་ལ་རྟེན་དགོས་པ་དང་ཚད་ལྡན་གྱིས་

སྨན་བཅོས་ཚན་པར་སོང་ནས་སྨན་བཅོས་བྱེད་དགོས།

བཞི། སྔོན་འགོག་བྱ་ཐབས།

མཚན་མའི་མཛེར་པ་སྐྱེས་པའི་ནད་པས་སྔ་ཙམ་ནས་ནད་ཐོག་པ་ཤེས་པར་བྱེད་དགོས་པ་མ་ཟད། འཕྲལ་དུ་ནད་ངོ་ཆོད་པ་དང་སྨན་བཅོས་བྱེད་དགོས། དེ་བཞིན་ནད་པའི་བཟའ་ཟླ་དང་ནད་པ་དང་ལུས་འབྲེལ་བྱེད་མཁན་གྱིས་བརྟག་དཔྱད་དང་གློ་འདྲི་བར་སྐྱོད་དགོས། སྨན་བཅོས་ཚན་པས་གློ་འདྲི་མཁན་ལ་ཞབས་འདེགས་ནུས་ལྡན་ཞུ་དགོས། གལ་ཏེ་ནད་པའི་བཟའ་ཟླ་དང་ནད་པ་དང་ལུས་འབྲེལ་བྱེད་མཁན་ལ་མཚན་མའི་མཛེར་པ་སྐྱེས་ཡོད་པ་ཡིན་ན། དུས་གཅིག་ཏུ་སྨན་བཅོས་བྱེད་དགོས། དེ་མིན་ཚེ་ནད་པར་ཡང་བསྐྱར་སྐྱེས་ཉེན་ཡོད། དེས་ན། ལུས་འབྲེལ་ལས་འགོ་བའི་ནད་ཀྱི་ཤེས་བྱ་དྲིལ་བསྒྲགས་བྱེད་པར་ཤུགས་རྒྱག་དགོས་ལ་བདེ་མ་ཐང་མ་ཡིན་པའི་མི་རྣམས་ཀྱིས་རང་གི་ལུས་པོར་རང་གིས་གཅེས་སྲུས་དང་བཟའ་ཟླར་ལྷག་བསམ་རྣམ་དག་གིས་ཟུར་བཟའ་མི་འཚོལ་བ་དང་། སྲུང་ཤུབས་སྒྱོན་པ། གཟུགས་པོའི་འབྲུད་ཆས་དང་ནང་འཛམ་གྱི་གཙང་སྦྲར་དོ་སྣང་བཅས་བྱས་ཏེ་ཕན་ཚུན་མི་འགོ་བར་བྱེད་དགོས།

ཉེ་བའི་ལོ་ཤས་རིང་འདུས་རྟུལ་སྐྱེ་དངོས་རིག་པ་དང་ནད་འགོག་རིག་པ། སྐྱེ་དངོས་བཟོ་བཀོད་ལག་རྩལ་འཕེལ་རྒྱས་ཕྱིན་པ་དང་བསྟུན་

ནས། HPVརིམས་འགོག་སྨན་ཁབ་ཀྱིས་སྨན་ཁབ་གཟེད་མཁན་ལ་མཚན་མའི་མཛེར་པ་མི་སྐྱེ་བའི་སྲུང་སྐྱོང་ནུས་ལྡན་ཐུབ་ཀྱི་ཡོད། མིག་སྔར་རིམས་འགོག་སྨན་ཁབ་ཀྱིས་གཙོ་བོ་HPV16དང་། HPV1 HPV8 HPV6 HPV11སོགས་ནད་དུག་འགོག་གི་ཡོད་ཅིང་དེ་དག་དང་ཏ་ལམ་མཚན་མའི་མཛེར་པ་90%ཙམ་དང་འབྲེལ་བ་ཡོད།

ལེའུ་ལྔ་པ། མཚན་མར་ཆུ་འབྲུམ་ཐོན་པ།

གཅིག སྤྱི་བཤད།

མཚན་མར་ཆུ་འབྲུམ་ཐོན་པ (genital herpes) ཞེས་པ་ནི་ཆུ་འབྲུམ་ནད་དུག་རྒྱུང་པ་ (HSV) འགོས་པའི་དབང་གིས་གཅིན་ལམ་མམ་མཚན་མ་དང་དེའི་ཉེ་འཁོར་གྱི་པགས་པ་དང་འབྱར་སྐྱིར་གཉན་ཁ་རྒྱས་པ་དང་ཆུ་ཐོར་ཐོན་པ། སྨྱུག་པའམ་རྨ་ཁ་ཆགས་པ་སོགས་མཐོང་མང་བའི་འགོས་ནད་ཅིག་རེད། མིག་སྔར་རྩ་བ་ནས་དྲག་སྐྱེད་བྱེད་དཀའ་ལ་ནད་ལོག་རྒྱག་སླ་བས། རྟག་ཏུ་ནད་པའི་ལུས་སེམས་གཉིས་ཀར་སྡུག་བསྔལ་བསྐྱེད་བཞིན་ཡོད། མཚན་མར་ཆུ་འབྲུམ་ཐོན་པར་འཕྲལ་དུ་སྨན་བཅོས་མ་བྱས་ན། ཆུ་འབྲུམ་ནད་དུག་རྒྱུང་པ་འགོས་ནས་མཆེད་པ་དང་། ནད་དུག་རང་བཞིན་གྱི་ཀླད་ནད་སོགས་བསྒོངས་ནད་རིགས་སྣ་ཚོགས་ཐོན་སྲིད་པ་དང་། སྦྲུམ་མར་ཆུ་འབྲུམ་ནད་དུག་རྒྱུང་པ་འགོས་པ་ཡིན་ན་སྦྲུམ་བུའམ་དམར་འབྱར་ལ་ཆུ་འབྲུམ་ཐོན་ཉེན་ཡོད།

གཉིས། ནད་ཐོག་གི་མངོན་རྟགས།

མཚན་མར་ཆུ་འབྲུམ་ཐོན་པ་དང་། སྨྱུག་པ། ན་ཟུག་ཆེན་པོ་རྒྱག་པ་བཅས་

བྱེད་པ་མ་ཟད། རྒྱག་ཏུ་ཚ་བ་རྒྱས་པ་དང་། མགོ་ན་བ། ཤུགས་མེད་པ་སོགས་ཀྱི་ནད་རྟགས་མཉམ་དུ་ཐོན་གྱི་ཡོད།

གསུམ། བརྟག་དཔྱད་དམ་བརྡར་ཁ་གཅོད་པ་དང་སྨན་བཅོས་བྱ་ཐབས།

ནད་འདི་ན་བའི་ལོ་རྒྱུས་དང་མངོན་གསལ་དོད་ཤོས་ཀྱི་ནད་རྟགས། ཚོད་ལྟ་ཁང་གི་བརྟག་དཔྱད་བྱས་འབྲས་བཅས་ལ་གཞིགས་ནས་ནད་ངོ་བཟུང་དགོས།

སྨན་བཅོས་བྱ་ཐབས་ནི། སྨན་པའི་མཛུབ་སྟོན་འོག་ཨ་སི་ཁྲུ་ལོ་ཝིར་དང་ཧྲ་སི་ཁྲུ་ལོ་ཝིར་སོགས་ཀྱི་སྨན་སྤྱོད་དགོས་པ་དང་ཕྱི་བཀོལ་གྱི་ནད་དུག་འགོག་པའི་སྨན་རྫས་སྤྱད་ནས་སྨན་བཅོས་བྱེད་དགོས།

བཞི། སྔོན་འགོག་བྱ་ཐབས།

མི་རྣམས་ལ་ཆུ་འབྲུམ་ནད་དུག་རྒྱང་པ་འགོ་སླ་པོ་ཡོད། མཚན་མར་ཆུ་འབྲུམ་ཐོན་པ་ནི། དལ་བའི་རང་བཞིན་དང་། ནད་ལོག་ཡང་ཡང་ཐེབས་སྲིད་པ། རྩ་བ་ནས་དྲག་སྐྱིད་བྱེད་དཀའ་བ་བཅས་ཀྱི་ནད་དུག་གི་འགོས་ནད་ཅིག་རེད། དེར་བརྟེན། མཚན་མར་ཆུ་འབྲུམ་མི་ཐོན་པའི་སྔོན་འགོག་བྱེད་པ་ནི་གལ་ཏ་ཅང་ཆེན་པོ་ཞིག་རེད། དེ་ཡང་མཚན་མར་ཆུ་འབྲུམ་མི་ཐོན་པའི་སྔོན་འགོག་བྱེད་དགོས་ན། གཅིག་ནས་སྔ་ཙམ་ནས་ནད་པ་མང་ཙམ་རྟོགས་ཐུབ་པ

དང་། ལྷག་པར་དུ་ན་གྲབས་ཡོད་པའི་མི་དང་ནད་རྟགས་མེད་པའི་ནད་པར་དུས་ཐོག་ཏུ་སྨན་བཅོས་བྱས་ནས་འགོས་ཁུངས་ལ་ཚོད་འཛིན་བྱེད་ཐུབ། གཉིས་ནས་སྤྱི་ཚོགས་ཐོག་གི་མང་ཚོགས་ལ་བདེ་ཐང་དང་ཉེན་མེད་ཆགས་སྤྱོད་སྐོར་གྱི་ཤེས་བྱ་དྲིལ་བསྒྲགས་བྱས་ནས་བདེ་འཛགས་ལྡན་པའི་སྒོ་ནས་ལུས་འབྲེལ་བྱས་ནས་རང་ཉིད་ལ་སྲུང་སྐྱོབ་ཡག་པོ་བྱེད་དགོས། ཕྲུ་གུ་འཁོར་སྐབས་ཀྱི་བདེ་སྲུང་ལས་དོན་ཁྲིད་ཆུ་འབྲུམ་ནད་དུག་རྒྱུད་པའི་འགོག་རྫས་ཡོད་མེད་བརྟག་དཔྱད་བྱེད་པར་ཤུགས་སྣོན་དང་། དེ་མཚུངས་ཀྱི་བྱེད་ཐབས་སྤྱད་ནས་བྱིས་པར་མི་འགོ་བར་བྱེད་དགོས།

ལེའུ་དྲུག་པ། མཚན་མར་མིག་འབྲུམ་ཕུང་རྙེན་ཕྲ་སྲིན་འགོས་པ།

གཅིག སྤྱི་བཤད།

མཚན་མར་མིག་འབྲུམ་ཕུང་རྙེན་ཕྲ་སྲིན་འགོས་པའི་ནད་ཀྱི་འགོས་ཁྱུངས་གྱུར་པའི་མིག་འབྲུམ་ཕུང་རྙེན་ཕྲ་སྲིན་ནི། ཕོ་མོ་ཚང་མར་འགོ་གི་ཡོད་པ་དང་། དེར་གྲང་སྲིན་མ་ཡིན་པའི་གཅིན་ལམ་གཉན་ཚད་ཀྱང་ཟེར། ནད་རྟགས་ཡང་ཞིང་མངོན་གསལ་དོད་པོ་མེད་ལ་མགྱོགས་པོ་ཐོན་གྱི་མེད། རྟག་ཏུ་གཅིན་ལམ་མམ་མཚན་མར་གཉན་ཁ་རྒྱས་ཀྱི་ཡོད་པས། མཇུག་རྐྱེན་ནད་ཚབས་ཆེན་དུ་བཟོ་ཉེན་ཡོད་པ་དཔེར་ན། བུད་མེད་ཀྱི་བུ་སྣོད་ཕྱི་རུ་མངལ་ཆགས་པ་དང་ཁམས་དམར་འཛིན་སྨུག་ལ་གཉན་ཁ་རྒྱས་པའི་དབང་གིས་མངལ་མི་འཕོར་བ་དང་། སྐྱེས་པའི་མངལ་བཟོ་མི་ཐུབ་པའི་ནད་སོགས་སོ། །ནད་འདིའི་ནད་རྟགས་མི་མངོན་པའི་དུས་ནི་གཟའ་འཁོར་གཅིག་ནས་ལྔ་ཡིན་ཞིང་། སྤྱིར་བཏང་བྱས་ན་གཟའ་འཁོར་གཉིས་ནས་གསུམ་བར་ལ་ནད་རྟགས་ཐོན་གྱི་ཡོད་པ་དང་། ཡིན་ནའང་དེ་ལས་རིང་བའི་དུས་ཡུན་ནང་དུ་ཐོན་པའང་ཡོད། དེར་མ་ཟད་ནད་པ་ཅུང་མང་པོར་དུས་ཡུན་རིང་པོར་ནད་རྟགས་ཐོན་གྱི་མེད། ནད་

འདི་ལོ་ཉི་ཤུ་ནས་ཉེར་བཞི་དང་ལོ་ཉེར་ལྔ་ནས་སུམ་བཅུའི་བར་ལ་ཐོན་སླ་པོ་ཡོད་པ་དང་། གཙོ་བོ་ལུས་འབྲེལ་བྱེད་པ་ལས་འགོ་གི་ཡོད། གལ་ཏེ་སྨྲུམ་མར་མིག་འབྲུམ་ཕུང་རྟེན་ཕྲ་སྲིན་འགོས་ཡོད་ན། སྐྱེ་ལམ་བརྒྱུད་ནས་ཕྲུ་གུ་དམར་འབྱར་ལ་འགོ་ཉེན་ཡོད། དེ་ཡང་མཚན་མར་མིག་འབྲུམ་ཕུང་རྟེན་ཕྲ་སྲིན་འགོས་པ་ནི་དར་རྒྱས་ཆེ་བའི་རྒྱལ་ཁབ་དང་འཕེལ་རྒྱས་འགྲོ་བཞིན་པའི་རྒྱལ་ཁབ་ལ་རྒྱུན་དུ་མཐོང་རྒྱུ་ཡོད་པ་ཞིག་རེད། འཛམ་གླིང་འཕྲོད་བསྟེན་ཚ་འཛུགས་ཀྱིས་ཚོད་དཔག་བྱས་པ་ལྟར་ན། ལོ་ལྟར་གོ་ལ་ཧྲིལ་པོར་མཚན་མར་མིག་འབྲུམ་ཕུང་རྟེན་ཕྲ་སྲིན་འགོས་པའི་ནད་པ་གསར་པ་ཁྲི་9000ཡོད་པ་དང་། མཚན་ནད་ལྔ་ཞིབ་ཚད་ལེན་གྱི་གྲངས་གཞིར་བལྟས་ན། རང་རྒྱལ་གྱི་བུད་མེད་ལ་མཚན་མར་མིག་འབྲུམ་ཕུང་རྟེན་ཕྲ་སྲིན་འགོ་ཚད་ནི་2.6%དང་། སྐྱེས་པར་2.2%ཟིན་གྱི་ཡོད།

གཉིས། ནད་ཐོག་གི་མངོན་རྟགས།

མཚན་མར་མིག་འབྲུམ་ཕུང་རྟེན་ཕྲ་སྲིན་འགོས་པའི་ནད་པར་ནད་རྟགས་མགྱོགས་པོ་ཐོན་གྱི་མེད་པ་དང་། ནད་པ་མང་པོ་ཞིག་ལ་མངོན་གསལ་དོད་པའི་ནད་རྟགས་མེད་མོད། འོན་ཀྱང་མཉུག་རྐྱེན་ནད་ཚབས་ཆེན་བཟོ་སྲིད་ལ། དེ་ནི་ནད་དེའི་འགོས་ཁྱབ་གཙོ་བོ་ཡང་རེད།

1. སྐྱེས་པར་འགོས་པ།

ནད་པ་སྐྱེས་པ་ཁག་གཅིག་ལ་ནད་རྟགས་མེད་ཀྱང་། ནད་རྟགས་ཡོད་པའི་ནད་པར་གཙོ་བོ་གཅིན་ལམ་དུ་གཉན་ཁ་རྒྱས་ཀྱི་ཡོད་ཅིང་། ནད་རྟགས་མི་མངོན་པའི་དུས་ནི་གཟླ་འཁོར་གཅིག་ནས་གསུམ་བར་ཡིན་པ་དང་། ནད་རྟགས་སུ་གཅིན་ལམ་ནས་འབྱུར་ཁུ་དང་རྣག་ཐོན་ཡོང་གི་ཡོད་པ་མ་ཟད། གཅིན་པ་གཏོང་དུས་ན་ཟུག་རྒྱག་པ་དང་གཅིན་ལམ་དུ་མི་བདེ་བ་སོགས་ཡོང་གི་ཡོད་པ་དང་། མཉམ་དུ་སྔོང་ཟུར་ལ་གཉན་ཁ་རྒྱས་པ་དང་ཕོ་སྐྱེན་ལ་གཉན་ཁ་རྒྱས་པ་སོགས་བྱེད་ཀྱི་ཡོད། དེ་ཡང་སྔོང་ཟུར་ལ་གཉན་ཁ་རྒྱས་པ་ཡིན་ན། གཞོགས་གཅིག་གི་སྔོང་ཟུར་ན་བ་དང་སྐྲང་བ། རེག་ན་ན་གི་ཡོད། གཉན་ཁ་རྒྱས་སྐབས་ལ། གསང་སྒྲོའི་ཕྱི་ངོས་ཀྱི་པགས་པའི་ནང་དུ་ཁྲག་འཛུལ་བ་དང་། དམར་པོ་ཆགས་པ། ཚ་བསགས་པ་བཅས་ཡོང་བ་དང་། ནད་པ་ལ་ལར་རླིག་འབྲས་ལ་གཉན་ཁ་རྒྱས་དང་། གསང་སྒྲོ་མངོན་གསལ་དོད་པོས་སྐྲང་བ་དང་། དམར་པོ་ཆགས་པ། ན་ཟུག་ཆེན་པོ་གཏོང་བ། ཁུ་འདྲེན་སྦུ་གུ་ཧེ་སྦོམ་དུ་སོང་བ་བཅས་བྱེད་ཀྱི་ཡོད། ཕོ་སྐྱེན་ལ་གཉན་ཁ་རྒྱས་པར་མངོན་གསལ་དོད་པའི་ནད་རྟགས་མེད་མོད་ཀེད་པ་ན་བ་དང་གསུས་སྨད་འཕྱངས་ཤིང་སྦྲོས་པ་སོགས་ཡོང་གི་ཡོད། གཞང་ལམ་གཉན་ཚད་ནི་གཙོ་བོ་སྐྱེས་པ་ཕན་ཚུན་མཚན་མཐུན་ལུས་འབྲེལ་བྱེད་མཁན་དང་། ལྷག་པར་དུ་གཞན་དབང་དུ་སོང་བའི་བཤང་སྒོའི་འཁྲིག་སྤྱོར་བྱེད་མཁན་ལ་ན་གི་ཡོད་ཅིང་། ནད་ཚབས་ཆུང་བར་ནད་རྟགས་མི་ཐོན་པ་དང་ནད་ཚབས་ཆེ་བར་གཞང་ལམ་ན་བ་

དང་། ཁྲག་ཐོན་པ། གྲོད་པ་བཤལ་བ་དང་དེ་བཞིན་འཕྱར་ཁུ་དོན་ཡོང་གི་ཡོད།

2. བུད་མེད་ལ་འགོས་པ།

བུད་མེད་ལ་གཙོ་བོ་མངལ་སྐེར་གཉན་ཁ་རྒྱས་པ་དང་གཅིན་ལམ་དུ་གཉན་ཁ་རྒྱས་ཀྱི་ཡོད་པ་རེད། བུད་མེད་70%ནས་90%བར་གྱི་མངལ་སྐེར་མིག་འབྲུམ་ཕུང་རྣེན་ཕྲ་སྲིན་འགོས་ཀྱང་ཟླ་ཤས་ནས་ལོ་ཤས་བར་མ་གཏོགས་ནད་རྟགས་ཐོན་གྱི་མེད། ནད་རྟགས་ཐོན་པའི་དུས་སུ་གསང་ལམ་ནས་ཟགས་ཐོན་དངོས་རྫས་རྒྱུན་ལྡན་མིན་པ་ཐོན་ཡོང་བ་དང་། ཟླ་མཚན་སླེབས་པའི་དུས་མིན་ནའང་ཁྲག་ཐོན་ཡོང་བ་དང་ལུས་འབྲེལ་བྱས་རྗེས་ཁྲག་ཐོན་ཡོང་གི་ཡོད། གཅིན་ལམ་དུ་གཉན་ཁ་རྒྱས་པར་གཅིན་པ་གཏོང་དཀའ་བ་དང་། གཅིན་པ་ཡང་ཡང་གཏོང་བ། གཅིན་འཚུབ་རྒྱག་པ་སོགས་ཀྱི་ནད་རྟགས་ཐོན་གྱི་ཡོད། གལ་ཏེ་མངལ་སྐེར་མིག་འབྲུམ་ཕུང་རྣེན་ཕྲ་སྲིན་འགོས་པར་སྨན་བཅོས་མ་བྱས་ན། ཚང་ཁོག་ལ་གཉན་ཁ་རྒྱས་ཉེན་ཡོད་དེ། གསུས་སྨད་ན་བ་དང་ལུས་འབྲེལ་བྱེད་སྐབས་ན་ཟུག་གཏོང་བ་སོགས་ཐོན་གྱི་ཡོད། འགོས་ནས་དུས་ཡུན་རིང་པོ་སོང་ན་མངལ་མི་འཕོར་བ་དང་བུ་སྣོད་ཀྱི་ཕྱི་རུ་མངལ་སྦྲུམ་པ། དལ་བའི་རང་བཞིན་གྱི་གསུས་སྨད་ན་བ་སོགས་འབྱུང་གི་ཡོད།

སྦྲུམ་མའི་སྐྱེ་ལམ་དུ་མིག་འབྲུམ་ཕུང་རྣེན་ཕྲ་སྲིན་འགོས་པ་ཡིན་ན། ཕྲུ་གུ

སྐྱེས་ཟླ་མ་ཤར་གོང་ནས་སྐྱེས་པའམ་ལུས་པོའི་ལྡིད་ཚད་ཡང་བ། སྦྲུམ་སྐྱེ་སྔ་པོ་ནས་རལ་བ་སོགས་བྱེད་ཉེན་ཡོད། གལ་ཏེ་སྨན་བཅོས་ནུས་ལྡན་མ་བྱས་ན། ཕྲུ་གུ་དམར་འབྱར་ལ་འགོས་ནས་མིག་ལ་གཉན་ཁ་རྒྱས་པ་དང་གློ་ཚད་ཕོག་པའི་ཉེན་ཁ་ཡོད།

གསུམ། བརྟག་དཔྱད་དམ་བརྡར་ཤ་གཅོད་པ་དང་སྨན་བཅོས་བྱ་ཐབས།

ཆང་ས་མ་བརྒྱབ་གོང་ལུས་འབྲེལ་བྱས་སྤྱོད་བ་དང་བཟའ་ཟླར་འགོས་སྤྱོད་ཡོད་པར་གཞིགས་ན། སྐྱེས་པར་གཅིན་ལམ་ནས་འབྱར་ཁུ་དང་རྣག་ཐོན་ཡོང་བ་དང་འབྲེལ། གཅིན་གཟེར་རྒྱག་པ་དང་གཅིན་ལམ་མི་བདེ་བ་སོགས་ཀྱི་ནད་རྟགས་ཐོན་གྱི་ཡོད་པ་དང་། བུད་མེད་ལ་གསང་ལམ་ནས་ཟགས་ཐོན་དངོས་ཟུངས་རྒྱུན་ལྡན་མིན་པ་ཐོན་ཡོང་བ་དང་མངལ་སྐྱེ་ནས་རྣག་སིམ་ཡོང་བ་མ་ཟད། ཚོད་ལྟ་ཁང་དུ་མིག་འབྲུམ་ཕུང་རྟེན་ཕྲ་སྲིན་གྱི་བརྟག་དཔྱད་བྱས་འབྲས་གདགས་གཤིས་ཡིན་པས། མིག་འབྲུམ་ཕུང་རྟེན་ཕྲ་སྲིན་འགོས་པ་ངེས་འཛིན་ཆོག མིག་འབྲུམ་ཕུང་རྟེན་ཕྲ་སྲིན་འགོས་པ་མང་པོར་ནད་རྟགས་མེད་པས། དེ་བས་ཚོད་ལྟ་ཁང་གི་བརྟག་དཔྱད་ནི་ཧ་ཅང་གལ་ཆེ། སྨན་བཅོས་བྱེད་སྐབས་སྨན་པའི་མཛུབ་སྟོན་འོག ཨ་ཆི་ཀླམ་རྒྱུ་དང་གདུབ་བཞི་རྒྱུ་སོགས་བསྟེན་ཆོག་གོ །

བཞི། སྔོན་འགོག་བྱ་ཐབས།

མིག་འབྲུམ་ཕུང་རྣེན་ཕྲ་སྲིན་འགོས་པ་སྤྱི་ཙམ་ནས་ཤེས་པར་བྱེད་པ་དང་སྨུགས་སྨན་བཅོས་བྱས་པ་ཡིན་ན། ནད་དེ་མི་མཆེད་པའི་སྔོན་འགོག་ནུས་ལྡན་བྱེད་ཐུབ། དེ་དང་ཆབས་གཅིག རང་དང་ལུས་འབྲེལ་བྱེད་མཁན་ལ་ལྟ་ཞིབ་ཡག་པོ་བྱེད་དགོས་པ་དང་། ནད་པར་ནད་རྟགས་ཐོན་པའམ་ནད་གཞི་གཏན་འཁེལ་མ་བྱུས་གོང་གི་ཟླ་གཉིས་ནང་རང་དང་ལུས་འབྲེལ་བྱེད་མཁན་ཚང་མར་དུས་གཅིག་ཏུ་བརྟག་དཔྱད་དང་སྨན་བཅོས་བྱེད་དགོས། ནད་པ་དང་དེ་དང་ལུས་འབྲེལ་བྱེད་མཁན་ཚང་མས་སྨན་བཅོས་ཐད་དེ་བྱས་མ་ཚར་གོང་ལ་ལུས་འབྲེལ་བྱ་མི་རུང་། མི་ཚང་མས་རང་ལུས་ལ་རང་གིས་གཅེས་སྲུས་བྱས་ཏེ། མི་མང་པོ་དང་ལུས་འབྲེལ་བྱེད་རྒྱུ་མེད་ལ་སྲུང་ཤུབས་གྱོན་དགོས། དེ་ལྟར་བྱས་ཚེ། མིག་འབྲུམ་ཕུང་རྣེན་ཕྲ་སྲིན་འགོ་མི་ཐུབ་པོ། །

དཔྱད་གཞིའི་ཡིག་རིགས།

[1]《བསེ་མོག་བརྟག་དཔྱད་དམ་བརྡར་ཤ་གཅོད་པ་ཀྱི་ཚད་གཞི》 WS 273-2018.

[2]དབྱང་ཅན་ལྷུན། ཞང་ཙུན་ཏའོ། མཚན་ནད་ཀྱི་ཚད་ལྡན་བརྟག་དཔྱད་དམ་བརྡར་ཤ་གཅོད་པ་དང་སྨན་བཅོས [M] སི་ཁྲིན་ཚན་རིག་ལག་རྩལ་དཔེ་སྐྲུན་ཁང་། 2013.

[3]ཕང་ཞའོ་ཁྲུན། ཕང་ཆན་ཆུའུ། ཀྲེང་ཧོ་དབྱི། མཚན་ནད་མཆེད་པ་དང་འགོ་བ། [M] ཚན་རིག་དཔེ་སྐྲུན་ཁང་། 2010 .

[4]ཀྲང་ཞུའེ་ཙུན། པགས་ནད་དང་མཚན་ནད་རིག་པ། (པར་གཞི་9པ།) [M]མི་དམངས་འཕྲོད་བསྟེན་དཔེ་སྐྲུན་ཁང་། 2018.

[5]ཕང་ཆན་ཆུའུ། ཡིའུ་ཅོན་ཀྲུང་། ཞུས་ཅིན་ཧྭ་སོགས། བསེ་མོག་དང་། གྲང་གཞི། མཚན་མར་མིག་འབྲུམ་ཕུང་རྟེན་ཕྲ་སྲིན་འགོས་པའི་སྨན་བཅོས་མཇུབ་སྟོན། (2020ལོ) [J] ཀྲུང་ཧྭ་པགས་ནད་ཚན་ཁག་གི་དུས་དེབ། 2020, 53(3):12.

[6]རྡོ་རྗེ་དབང་མོ། སྲུན་ཅིན། ཚེ་རིང་དབང་མོ། 2010ལོ་ནས་2019ལོའི་བར་བོད་ཀྱི་མཚན་ནད་ཀྱི་ཁྱད་ཆོས་ལ་དབྱེ་ཞིབ་བྱེད་པ།[J] ཀྲུང་གོའི་

ཨེ་ཛི་ནད་ཀྱི་མཚན་ནད། 2021, 27(2):2.

[7]2021ལོའི་རྒྱལ་ཡོངས་ཀྱི་ཁྲིམས་བཀོད་འགོས་ནད་ཀྱི་སྤྱི་བཤད། [J] ཀྲུང་གོ་ནད་དུག་གི་ནད་གཞིའི་དུས་དེབ། 2022, 12(5):1.

[8]ཁྲིན་ཞང་རྟེང་། ཙང་ཐེན་ཐེན། རང་རྒྱལ་གྱི་མཚན་ནད་མཆེད་པ་དང་འགོག་བཅོས་བྱ་ཐབས་སྐོར། [J] པགས་ནད་ཚན་རིག་སྐོར་གླེང་བ། 2021, 38(1):8.

ཟུར་བཀོད།

དེབ་ཆུང་འདིར་ཐུང་བའི་རྒྱ་བོད་ཐ་སྙད་ཤན་སྦྱར།

A

阿奇霉素　　ཨ་ཆི་རྨམ་རྒྱུ།

阿昔洛韦　　ཨ་སི་ཁྲུ་ཡོ་ཝིར།

艾滋病　　ཨེ་ཛི་ནད།

安全套　　སྲུང་ཤུབས།

暗视野显微镜　　མུན་པའི་ཕྲ་མཐོང་ཆེ་ཤེལ།

B

扁平湿疣　　ལེབ་སྙོམས་རྨན་མཛེར།

并发症　　བསྡོངས་ནད།

病原学　　ནད་རྐྱེན་རིག་པ།

病原体　　ནད་རྐྱེན་ཕྲ་རབ།

皮疹　　པགས་འབྲུམ།

不安全性行为　　ཉེན་ཡོད་ཀྱི་ལུས་འབྲེལ་བྱེད་སྟངས།

不育症　　མངལ་བཟོ་མི་ཐུབ་པ།

不孕症	མངལ་མི་འཕོར་བ།
苄星青霉素	པེན་ཤིང་ཆིང་མེ་སུའུ།
丙磺舒	པིང་ཧྥོན་སུལ།
靶细胞	འབེན་ཕྲ་ཕུང་།

C

苍白螺旋体	སྐྱ་བོར་གྱུར་བའི་དུང་འཁྱིལ་ཕྲ་སྲིན།
产道	སྐྱེ་ལམ།

D

大观霉素	ཆེ་མཐོང་རྣམ་རྒྱུ།
大疱	ཚ་བུར་ཆེན་པོ།
滴度	གར་ཚད།

E

二期梅毒	དུས་རིམ་གཉིས་པའི་བསེ་མོག

F

分泌物　ཟགས་ཐོན་དངོས་རྫས།

伐昔洛韦　ཧྥ་སི་ཁྲུ་ལོ་ཝིར།

附睾　སྒོང་ཟུར།

非梅毒螺旋体血清学试验　བསེ་མོག་དུང་འཁྱིལ་ཕྲ་སྲིན་མ་ཡིན་པའི་དྭངས་ཁྲག་རིག་པའི་བརྟག་དཔྱད།

腹股沟　སྨེ་ས་ཁུད་དམ་ཐེར་ཁུགས།

封闭性脑血管综合症　འགགས་པའི་རང་བཞིན་གྱི་ཀླད་པའི་ཁྲག་རྩའི་རྟགས་འདུས།

G

宫颈　མངལ་སྐེ།

肛交　བཤང་སྒོའི་འཁྲིག་སྦྱོར།

睾丸　རླིག་འབྲས།

H

后遗症　མཇུག་རྐྱེན་ནད།

红斑　དམར་ཐིག

红霉素　　　　　དམར་རྣམ་རྒྱ།

婚外情　　　　　ཟུར་བཟའ་བསྟེན་པ།

获得性梅毒　　　སྐྱེས་རྗེས་འགོས་པའི་བཞེ་མོག

I

淋病　　　　　　གཤང་གཞི།

淋病奈瑟菌　　　གཤང་གཞི་ནེའུ་ཟེ་སྲིན།

J

间接接触　　　　བར་བརྒྱུད་ནས་ཐུག་རེག་བྱུང་བ།

尖锐湿疣　　　　མཆན་མའི་མཛེར་པ།

结节性　　　　　མདུད་འབུར་རང་བཞིན།

间质性角膜炎　　མཐོང་སྐྱི་བར་མར་གཉན་ཁ་རྒྱས་པ།

继发细菌感染　　རྗེས་འབྱུང་རང་བཞིན་གྱི་འབུ་ཕྲ་འགོས་པ།

甲苯胺红不加热血清学试验　ཀ་སྤུན་ཨེན་དམར་ལ་དྲོད་མི་གཏོང་བའི་དྭངས་ཁྲག་རིག་པའི་བརྟག་དཔྱད།

K

口交　　ཁ་སྦྱབ་ཀྱི་ཆགས་སྤྱོད།

抗生素　　དུག་སྲིན་འགོག་སྨན།

抗原　　ནད་འགོག་གཞི་རྐྱེན།

抗体　　འགོག་རྫས།

快速血浆反应素环状卡片试验　　ཁྲག་སྐྱ་འགྱུར་འབྱུང་རྒྱུ་གདུབ་དབྱིབས་ཤོག་བྱང་གི་སྦྱར་དཔྱད།

溃疡　　རྨ་ཁ་ཆགས་པ།

L

淋巴结　　རྨེན་མདུད།

淋病　　གྲང་གཞི།　མཚན་སྲིན།

流行病学　　རིམས་ནད་རིག་པ།

类似性行为　　ལུས་འབྲེལ་འདྲ་བའི་བྱ་སྤྱོད།

M

糜烂　　རྨུག་པ།

泌尿生殖器官　　གཅིན་ལམ་མམ་མཚན་མ།

梅毒　　　　　　　　　　བསེ་མོག　རིག་དུག

梅毒疹　　　　　　　　　བསེ་མོག་འབྲུམ་པ།

梅毒螺旋体血清学试验　　བསེ་མོག་དུང་འཁྱིལ་ཕྲ་སྲིན་གྱི་དྭངས་ཁྲག་རིག་པའི་བརྟག་དཔྱད།

梅毒螺旋体颗粒凝集试验　བསེ་མོག་དུང་འཁྱིལ་ཕྲ་སྲིན་གྱི་རྡོག་པོ་འཁྲིལ་བའི་བརྟག་དཔྱད།

N

尿频　　　　　　　　　　གཅིན་པ་ཡང་ཡང་གཏོང་བ།

尿急　　　　　　　　　　གཅིན་འཚབ་ཆེ་བ།

尿痛　　　　　　　　　　གཅིན་གཟེར་རྒྱག་པ།

尿道口　　　　　　　　　མཚན་པའི་ཁ།

粘膜　　　　　　　　　　འབྲུར་སྐྱི།

男男性行为　　　　　　　སྐྱེས་པ་ཕན་ཚུན་མཚན་མཐུན་གྱི་ལུས་འབྲེལ།

脑脊液　　　　　　　　　ཀླད་ཆུ།

脑膜血管梅毒　　　　　　ཀླད་སྐྱིའི་ཁྲག་རྩའི་བསེ་མོག

耐药　　　　　　　　　　སྨན་ དྲོད་དུ་སོང་བ།

P

排尿困难	གཅིན་པ་གཏོང་དཀའ་བ།
盆腔	ཚང་ཁོག
贫血	ཟུངས་ཁྲག་ཉམས་པ།
普鲁卡因青霉素	ཕུ་རོ་ཁིན་ཆིང་མེ་སུའུ།

Q

前列腺	ཕོ་རྨེན།
丘疹鳞屑疹	དེའུ་འབྲུམ་སག་ཤུ།
青霉素	ཆིང་མེ་སུའུ།
强力霉素	ཤུགས་དྲག་ཆེ་བའི་ཧྨམ་རྒྱུ།
强的松	ཆང་ཏི་སུང་།
潜伏期	ནད་རྟགས་མི་མངོན་པའི་དུས།

R

乳头瘤病毒	ནུ་ཏོག་སྐྲན་གྱི་ནད་དུག
软下疳	མཉེན་པའི་འོག་ཟགས།

S

四环素　　གདུབ་བཞི་རྒྱུ།

输卵管　　ཁམས་དམར་འདྲེན་སྦུག

生殖道沙眼衣原体感染　　མཚན་མར་མིག་འབྲུམ་ཕུང་རྟེན་ཕྲ་སྲིན་འགོས་པ།

生殖器疱疹　　མཚན་མར་ཆུ་འབྲུམ་ཐོན་པ།

湿丘疹　（湿疹）　　རླན་འབྲུམ།

视网膜炎　　མཐོང་བྱེད་དྲ་སྐྱིར་གཉན་ཁ་རྒྱས་པ།

宿主　　ནད་སྲིན་རྟེན་ས།

树胶样肿　　ཤིང་སྤྱིན་ནང་བཞིན་སྐྲང་བ།

水疱　　ཆུ་འབྲུམ།

随访　　ཐོ་འདྲི་དང་བརྟག་དཔྱད་བྱེད་པ།

T

同性　　མཚན་མཐུན།

胎儿　　སྦྲུམ་བུ།

头孢曲松　　ཞེ་ཧྥན་ཐོར་ཞོན།

胎膜　　སྦྲུམ་སྐྱི།

脱屑性斑丘疹　　ཤུ་འདོར་རང་བཞིན་གྱོ་ཐིག

W

围产期　　ཕྲུ་གུ་འཁོར་སྐབས།

外用药物　　ཕྱི་བཀོལ་སྨན་རྫས།

维生素　　འཚོ་རྒྱུ།

晚期梅毒　　དུས་མཇུག་གི་བསེ་མོག

X

性病　　མཚན་ནད།

性传播疾病　　མཚན་མའི་འགོས་ནད།

性接触　　ལུས་འབྲེལ་བྱེད་པ།

性道德　　ཆགས་སྤྱོད་ཀྱི་ཀུན་སྤྱོད།

小腹坠胀　　གསུས་སྨད་འཕྱངས་ཤིང་སྦོས་པ།

新生儿　　ཕྲུ་གུ་དམར་འབྱར།

先天梅毒　　ལྷན་སྐྱེས་ཀྱི་བསེ་མོག

Y

硬下疳	བསེ་མོག་མཁྲིགས་པོ།
异性	མཚན་མ་ཐ་དད་པ།
隐性	ནད་རྟགས་མེད་པ།
阴性	སྐྱིབས་གཞིས།
阳性	གདགས་གཞིས།
阴囊	གསང་སྒྲོ།
阴道	གསང་ལམ།
盐酸四环素	ཚྭ་སྐྱུར་གདུབ་བཞི་རྒྱུ།
预后	རྗེས་འབྲས་སྔོན་དཔག
一期梅毒	དུས་རིམ་དང་པོའི་བསེ་མོག

Z

直肠炎	གཞང་ལམ་གཉན་ཚད།
注射器	སྨན་ཁབ་རྒྱུག་ཆས།
组织	སྲུང་གྲུབ།
诊断	བརྟག་དཔྱད་དམ་བརྡར་ཤ་གཅོད་པ།
造血系统	ཟུངས་ཁྲག་སྐྱེ་བའི་མ་ལག

མཚན་ཐོ།

སྒྲིག་རྩོམ་པ།	ལྷ་ས་གྲོང་ཁྱེར་ཁྲིང་ཀོན་ཆུས་ནད་རིགས་སྔོན་འགོག་ཚོད་འཛིན་ལྟེ་གནས།
སྒྱུར་པ་པོ།	བསྟན་འཛིན།
སྒྱུར་ཞུས་པ།	ནོར་དཀྱིལ་བུ་ཆུང་རྒྱལ།
རྩོམ་སྒྲིག་འགན་འཁུར་བ།	ཀ་རིང་མཁའ་འགྲོ།
ཁ་ཤོག་ཇུས་འགོད།	ནོར་བཟང་བཀྲ་ཤིས།
པར་འདེབས་འགན་འཁུར་བ།	ལྷ་མོ་ཆོས་སྒྲོན།
པར་གཞི་ཇུས་འགོད།	ཉི་མ་བཀྲ་ཤིས།
དཔེ་སྐྲུན་འགྲེམས་སྤེལ་ཚན་པ།	བོད་ལྗོངས་མི་དམངས་དཔེ་སྐྲུན་ཁང་། (ལྷ་ས་གླིང་སྐོར་བྱང་ལམ་སྒོ་ཨང་20པ།)
པར་འདེབས་ཚན་པ།	ལྷ་ས་གྲོང་ཁྱེར་མིང་ཤིན་པར་འདེབས་ཚད་ཡོད་ཀུང་སི།
དེབ་ཚད།	850×1168 1/32
དཔར་ཤོག	4.125
ཡིག་གྲངས།	ཁྲི་5.2
པར་གཞི་སྒྲིག་ཐེངས།	2023ལོའི་ཟླ་12པར་པར་གཞི་1བསྒྲིགས།
དཔར་ཐེངས།	2023ལོའི་ཟླ་12པར་དཔར་ཐེངས་1བཏབ།
དཔར་གྲངས།	01-2,000
དཔེ་རྟགས།	ISBN 978-7-223-07567-1
བཅད་གོང་།	སྒོར་30.00